Ullrich · Colon-Hydro-Therapie

Ganzheitlich denken – ganzheitlich heilen

Mark Barker, Psychotherapeut und Coach
Denke nach und werde schlank! So erreichen Sie Ihre Ziele – ohne Zwangsdiät. Für immer! 3. Auflage. ISBN 3-0350-3003-0

Dr. med. O. Buchinger/Dr. med. A. Buchinger, leitende Ärzte Buchinger-Klinik
Das heilende Fasten. So stärken Sie Ihr Wohlbefinden durch die Buchinger-Fastenkur 15. Auflage. ISBN 3-0350-5015-5

Karl-Heinz Hanusch, Heilpraktiker
Magnetfeldtherapie. Schmerzen lindern – natürlich und ohne Nebenwirkungen. 16. Auflage. ISBN 3-0350-5033-3

Dr. phil. Harald Hosch, Heilpraktiker
Gesund durch Entsäuerung. Das Säure-Basen-Gleichgewicht wiederherstellen und erhalten. 21. Auflage! ISBN 3-0350-5023-6

Dr. med. Christa Keding, Kinesiologin
Gesund durch analytische Kinesiologie. Der Muskeltest als Brücke zu ganzheitlicher Heilung. 6. Auflage. ISBN 3-0350-5019-8
Gesund durch psychologische Kinesiologie. Die Kraft der Psyche als Tür zur Heilung. 5. Auflage. ISBN 3-0350-5022-8

Martin Keymer, Therapeut/Dr. med. dent. Norbert O. Schmedtmann/Reinhold D. Will, Heilpraktiker
Bioenergietherapie. Die bioenergetische Ganzheitsmedizin. 11. Auflage. ISBN 3-0350-5009-0

Gerhard Leibold, Heilpraktiker
Saftfasten macht leicht. Die Frischkur für Geist, Körper und Seele. 3. Auflage. ISBN 3-0350-5058-9
Nie mehr verstopft! Gesunder Magen, aktiver Darm – ohne Roßkur und Tabletten 2. Auflage. ISBN 3-0350-5047-3

Reinhold D. Will, Heilpraktiker
Bioresonanztherapie. Mit körper- und substanzeigenen Schwingungen heilen. 16. Auflage! ISBN 3-0350-5031-7

Gesundheit geht uns über alles!
Bücher von Oesch und Jopp in Ihrer Buchhandlung, Versandbuchhandlung und Internetbuchhandlung
Aktuelle Programminformationen:
www.joppverlag.ch

Manfred A. Ullrich

Colon-Hydro-Therapie

Chronische Krankheiten durch Darmsanierung heilen

Jopp
Oesch

Die Ratschläge in diesem Buch sind vom Autor und Verlag sorgfältig erwogen und geprüft; dennoch kann eine Garantie nicht übernommen werden. Eine Haftung des Autors bzw. des Verlags und seiner Beauftragten für Personen-, Sach- und Vermögensschäden ist ausgeschlossen.

10., durchgesehene Auflage 2005

Umschlaggestaltung: Kreativ Design Aumann, Wiesbaden
Fotos: R. W. Christiansen Behne
Zeichnungen: Rolf Dähler
Druck und Bindung: Legoprint S.p.A., Lavis (TN)
Printed in Italy

ISBN 3-0350-5024-4

Gern senden wir Ihnen unser Verlagsverzeichnis:
Oesch Verlag, Jungholzstraße 28, CH-8050 Zürich
E-Mail: info@oeschverlag.ch

Unser Buchprogramm finden Sie im Internet unter:
www.joppverlag.ch
www.oeschverlag.ch

Inhaltsverzeichnis

Zum Geleit

Trotz des großen Fortschritts in allen schulmedizinischen Fachbereichen und des Einsatzes sehr teurer technischer Geräte nehmen die chronischen Krankheiten weiterhin zu.

Die Belastungen, mit denen der heutige Mensch konfrontiert wird, werden täglich größer, wie z. B. Umweltverschmutzung, Streß, belastete Nahrungsmittel, Einsatz von Chemotherapie mit weitreichenden Nebenwirkungen. Hier bietet gerade die Naturheilkunde eine Vielzahl von Möglichkeiten an.

Der Verfasser dieses Buches rückt die Wichtigkeit eines gesunden Darms mit Recht in den Mittelpunkt und betont, daß der Darm mit der allgemeinen Intoxikation meist in direktem Zusammenhang steht, was ich als Mayr-Arzt nur bestätigen kann.

Die Verbindung der Darmbeteiligung mit den Entstehungsmechanismen anderer Erkrankungen wird leicht verständlich und umfassend dargelegt. Als wahrer Naturheilkundler und hervorragender Augendiagnostiker hat der Autor es verstanden, neben vielen anderen naturheilkundlichen Behandlungsmöglichkeiten die Colon-Hydro-Therapie als zentrales Konzept einzubinden.

Durch seine langjährige große Erfahrung mit der Colon-Hydro-Therapie hat er einen wertvollen Erfahrungsschatz gesammelt, der hiermit sowohl Therapeuten als auch interessierten Patienten zur Verfügung gestellt wird.

Ich möchte dem Autor zu seinem gelungenen Werk herzlich gratulieren und hoffe, daß dieses wichtige Buch eine weite Verbreitung finden möge.

Dr. med. Reza Schirmohammedi
Ärztlicher Leiter des St.-Antonius-Krankenhauses
in Schleiden

Vorwort

Großen Dank dafür, daß dieses Buch zur Colon-Hydro-Therapie entstehen konnte, schulde ich Herrn Friedrich Boenigk und Frau HP Kwang-Cha Kim für ihre Hinweise und Anregungen, vor allem aber meiner Frau. Sie hat mit viel Geduld und Verständnis hingenommen, daß neben meiner Praxis die Erarbeitung der Grundlagen zu diesem Buch die 80-Stunden-Woche über Jahre zur Regel machten. Dank auch den vielen Patienten, die teilweise ihre Symptome akribisch festgehalten und notiert haben, mir Protokolle zur Verfügung stellten und die auf eigene Kosten gesund wurden, obwohl die gesetzlichen Kassen diese Behandlungsmethode nicht bezahlten – selbst nicht nach völliger Gesundung.

Die Erkenntnisse und Erfahrungen, die ich in den vergangenen Jahren bei der Anwendung der Colon-Hydro-Therapie gewinnen konnte, haben mich in der Überzeugung bestärkt, daß vielen an chronischen Erkrankungen leidenden Patientinnen und Patienten mit dieser naturheilkundlichen Therapieform wirksam und nachhaltig geholfen werden kann.

Als ich vor Jahren damit begann, mich mit der Colon-Hydro-Therapie zu beschäftigen, war ich – obwohl Neuem gegenüber durchaus aufgeschlossen – zunächst durchaus skeptisch hinsichtlich der Anwendungsmöglichkeiten bei den unterschiedlichsten Krankheitsbildern. Konstruktion und Prinzip des in den USA entwickelten Colon-Hydro-Geräts hatten mich, den gelernten Techniker, zwar auf Anhieb überzeugt, aber als Praktiker, der wissen will, bei welchen Krankheitsbildern der Einsatz des Colon-Hydro-Geräts angezeigt ist, empfand ich das Fehlen fundierter Literatur und ausreichend dokumentierter Patientenfälle als gravierenden Mangel.

Außer allgemeinen Hinweisen zur Behandlung verschiedener Krankheitsbilder mit der Colon-Hydro-Therapie gab es offenbar noch keine weiteren detaillierten Veröffentlichungen zu diesem Thema. Jedenfalls fand ich keine, und es sind mir auch keine bekannt.

Deshalb therapierte ich sehr behutsam mit diesem Gerät und konnte aufgrund verschiedener Patientengespräche den Therapieverlauf bei den unterschiedlichsten Erkrankungen verfolgen. Bis Ende 1999 wurden von mir oder unter meiner Aufsicht etwa 17000 Colon-Hydro-Therapien (kurz CHT) durchgeführt. Dadurch hatte ich Gelegenheit, Anwendungsmöglichkeiten und Grenzen dieser vielversprechenden Therapieform kennenzulernen.

Im Praxisalltag war das nicht einfach so nebenher zu bewerkstelligen. Das A und O ist die Diagnose. Als Augendiagnostiker kam es mir dabei besonders auf augendiagnostische Sichtung und Hinweise an. Mit der Bioelektrischen Funktionsdiagnose (kurz BFD) konnte der Therapieverlauf schrittweise kontrolliert und jede Auffälligkeit oder Veränderung festgehalten werden, um nach Therapieabschluß daraus die richtigen Schlußfolgerungen ziehen zu können, z. B. die Reduzierung und Beseitigung von Nahrungsmittelallergien.

In diesem Buch habe ich meine in den vergangenen Jahren gemachten Erfahrungen, Überlegungen und Einsichten zusammengefaßt, um damit dem Praktiker und seinen Patienten einen Leitfaden in die Hand zu geben.

Alle 2–3 Jahre wird dieses Buch auf den neuesten Stand gebracht. Immer neue Therapievarianten und neue Behandlungserfolge eröffnen ständig neue Möglichkeiten, andererseits zeigen auch Mißerfolge Grenzen auf. Es wurde zum Beispiel nach mehreren Versuchen festgestellt, daß die schleichende Form der multiplen Sklerose durch die CHT nicht positiv beeinflußt werden konnte, die schubförmige Form dagegen je nach Stadium recht gut. Auch Fehlschläge müssen wir akzeptieren; daraus lernen wir. Manchmal war auch die Basistherapie, nämlich die CHT, richtig und die Zusatztherapie falsch.

Mit der CHT haben sich ganz einfach neue Perspektiven bei der Behandlung chronischer, bisher untherapierbarer oder unheilbarer Krankheiten ergeben. Sie gibt der Naturheilkunde und der naturheilkundlich orientierten Medizin neue Anstöße. Aber auch die Schulmedizin profitiert inzwischen erheblich davon. In vielen modernen Kliniken wird mit der Colon-Hydro-Therapie gearbeitet. Proktologen (Fachbereich: Enddarmerkrankungen) profitieren von dieser schnellen Form der Darmentleerung ebenso wie andere schulmedizinische Fachrichtungen.

Viele Schulmediziner – das weiß ich aus persönlicher Erfahrung – machte dieses Buch nachdenklich. Und ich hoffe, daß diese erfolgreiche Therapie in Zukunft einem breiten Patientenbereich zu Nutzen sein wird. Leider gibt es aber immer noch Therapeuten, die schon beim Wort Natur eine abwehrende und aggressive Haltung einnehmen. Dabei sind wir doch alle ein Teil der Natur. Auch die Akupunktur, die Chiropraktik u. a. Therapien haben diesen beschwerlichen Weg bis zur Anerkennung durchgemacht, wobei wir Heilpraktiker oft die Wegbereiter waren.

Die Colon-Hydro-Therapie – eine Therapie mit Zukunft

Das Problem unserer Umwelt
ist auch das Problem von uns Menschen:
Die Versorgung ist gut,
die Entsorgung ist mangelhaft.

Die Therapie der Zukunft ist die Behandlung des Mesenchyms, der Lymphe und letztlich der Zelle. Die Therapie des menschlichen Zellsystems, wie

- Hautzellen (mit den Krankheitsbildern Neurodermitis, Psoriasis, Akne),
- Muskelzellen (chronische Rückenschmerzen, Angina pectoris),
- Nervenzellen (depressive Phasen, Neurosen, Angst),
- Knochenhautzellen (chronische Polyarthritis, Lupus erythematodes, chronische Gicht) und
- Schleimhautzellen (Immunsystem, Heuschnupfen, Asthma, Colitis, Allergien, Blähbauch),

behandeln zu können, ist der Traum eines jeden Therapeuten.

Hier werden Blockaden gelöst. Über die körperlichen Transportsysteme Gewebswasser (Lymphe) und Blut wird sodann die Versorgung aller Zellkomplexe mit Sauerstoff und Nahrung aufgenommen, und Zelltrümmer, Gifte usw. werden abtransportiert.

Ich bin Augendiagnostiker mit Leib und Seele und erst in zweiter Linie das, was man allgemein »Tester« nennt. Dies heißt aber keineswegs, daß ich das »Testen« als nachrangig ansehe oder seine Bedeutung als Grundlage für unsere Arbeit nicht hoch genug einzuschätzen weiß.

Im Gegenteil! Der BFD-Test hat in meiner Praxis einen hohen Stellenwert, wenn es darum geht, mehr über Ursachen, Abläufe und Erscheinungsformen von Krankheiten herauszufinden.

Der BFD-Test ist die Widerstandsmessung eines bestimmten Akupunkturpunkts. Sie ist die Weiterentwicklung der Elektroakupunktur nach Professor Dr. Voll und eine weitere Hilfsdiagnose, auf die der qualifizierte Heilpraktiker, inzwischen auch viele Schulmediziner, nicht verzichten kann. Ziel der Diagnose mittels BFD ist

- Medikamententestung auf Verträglichkeit und Effektivität
- Austestung der gestörten Organe
- Nosodentestung
- Testung von Nahrungsmittelallergien und Nahrungsmittelunverträglichkeiten
- Testung des biologischen Index (Wie alt ist der Körper?)
- Testung von Störungen im Hormon-, Säure-Basen- und Stoffwechselhaushalt
- Testung auf Vitamin- und Mineralmangel
- Testung auf Toxine (Gifte), speziell aus dem Zahnersatzbereich
- Testung der homöopathischen Hochpotenzen
- Testung auf Funktionsfähigkeit der diversen Organe, wie Magen, Leber, Galle, Dünndarm

Mit der Austestung konnte ich nicht nur die Augendiagnose erweitern, sondern auch toxische Stoffe in den jeweiligen Organen, vorhandene Organschäden und die entsprechenden Medikamente ermitteln sowie die Ergebnisse der Augendiagnose verbessern und offene Fragen klären und beantworten.

Der Tod sitzt im Darm

Vor 3500 Jahren haben ägyptische Heilkundige die Colontherapie in Form von Einläufen schon anschaulich auf Papyrus beschrieben. Kürbisse oder Kalebassen wurden ausgehöhlt und mit dem Rohr einer Staudenpflanze versehen. Gespült wurde wahrscheinlich ausschließlich mit Wasser.

Die Darm-Wasser-Spülung ist also fast so alt wie die Akupunktur und wurde von den »Medizinern« nahezu aller Kulturvölker der damaligen Zeit bei der Behandlung von Krankheiten angewandt.

Zu Beginn dieses Jahrhunderts kam dann der sogenannte »hohe Einlauf« in Mode. Ein Behälter mit einem Schlauch wurde einfach in 0,5 m, 1 m oder 1,5 m Höhe aufgehängt, dann wechselweise kaltes und warmes Wasser eingefüllt und so der Darm unter Wasserdruck mit wechselnder Wassertemperatur gespült.

Amerikaner waren es schließlich, die diese Kenntnis von alten erfahrenen Heilpraktikern, welche die bei uns mehr oder minder in Vergessenheit geratene Einlaufmethode noch kannten und – weil »der Tod im Darm sitzt« – auch noch übernahmen, anwendeten und zur heutigen Colon-Hydro-Therapie weiterentwickelten.

Heute kommen immer mehr Menschen mit chronischen und nach schulmedizinischer Ansicht unheilbaren Krankheiten in unsere Praxis. Bei ihnen sehen wir im Auge fast immer eine zentrale Heterochromie (Verfärbung der Iris, manchmal der Sklera, durch Stoffwechselstörungen), eine grellweiße oder verfärbte Nutritionszone (Verdauungstrakt, der reflektorisch im Auge sichtbar ist, er wird augendiagnostisch durch die Magen-Darm-Krause abgegrenzt), eine toxisch belastete Krause und so weiter: also immer Stoffwechselentgleisungen aus dem Magen-Darm-Trakt.

Jeder 2. Patient ist heute darmkrank. Der geblähte Bauch oder die Diarrhö bei Aufregung sind unter anderen häufig die ersten Zeichen.

Wir beschäftigten uns deshalb gezielt und intensiv mit dem Problem »Verdauungstrakt«. Dabei mußten wir immer wieder feststellen, daß die Ergebnisse trotz aller Behandlungsbemühungen nicht zufriedenstellend waren und unterm Strich doch recht mager und manchmal enttäuschend ausfielen.

Mit den herkömmlichen Therapien und Medikamenten war häufig einfach keine dauerhafte Abheilung zu erreichen. Dies zeigte sich auch an vielen Patienten, die selbst von namhaften Kollegen, die das Problem auch erkannt hatten, nicht ausgeheilt werden konnten.

Wir setzten ein:

- Klistier
- Ernährungsumstellung (basisch und ballaststoffreich)
- F.-X.-Mayr-Kur, modifiziert mit Dinkelbrötchen und Kräutertee
- Colonspülungen mittels Schlauch und hohem Einlauf
- diverse Medikamente und Nosoden
- homöopathische Therapeutika
- Symbioselenkung mit Medikamenten

Oftmals erfolgte eine Besserung, aber keine Heilung. Um bessere Ergebnisse zu erreichen, erschien uns deshalb die Anschaffung eines Colon-Hydro-Geräts zweckmäßig.

Erste Erfahrungen mit der Colon-Hydro-Therapie

Anfangs setzten wir das Gerät in Verbindung mit Symbioselenkung bei reinen Darmerkrankungen ein. Bei 6–8 Behandlungen erzielten wir damit aber keine sonderlich verbesserten Ergebnisse im Vergleich zu vorher. Wurde die Behandlungsserie fortgesetzt, kam es etwa bei der 10. Anwendung zu auffälligen Phänomenen: Es stellten sich fast immer drastische Verschlimmerungen ein. Nahezu alle körperlichen und seelischen Probleme verschlimmerten sich schlagartig.

Was war passiert? Alle Probleme des Patienten, ob körperlicher, geistiger oder seelischer Art, verstärkten sich dabei innerhalb von Minuten, wenigen Stunden oder im Laufe der Woche. Manche klangen kurze Zeit später von selbst ab, manche nicht. Nach weiteren Behandlungen verschwanden die Symptome jedoch gewöhnlich sehr schnell.

Die Reaktionen erwiesen sich als sehr unterschiedlich. So erlebte zum Beispiel eine Patientin, die den Tod des Vaters seelisch noch nicht verarbeitet hatte, die Beerdigung von derselben Nacht an eine Woche lang in ihren Träumen immer wieder, dann war es vorbei.

Migräne- oder Rheumapatienten bekamen einen drastischen Schub, und zwar selbst an Stellen, die nie geschmerzt hatten.

Roemheld-Patienten, deren Bauch sonst erst gegen Abend blähte, quälte schon morgens ein Trommelbauch.

Angstpatienten reagierten überraschend häufig mit längeren Angstintervallen, die dazu auch noch intensiver waren.

Teilweise stellten sich alte Probleme wieder ein, teils auch ganz neue. Alles, was noch nicht verarbeitet, noch nicht abgeheilt oder verlagert, und alles, was im Körper in »Vorbereitung« war, kam schlagartig zum Vorschein.

Ein Beispiel für eine Verlagerung: Hautprobleme bei Kindern werden nicht selten mit Kortikoiden zum Abheilen gebracht, statt dessen bekommt das Kind dann aber Asthma. Das Kind wird dem Lungenfacharzt vorgestellt. Der verschreibt ein Kortisonpräparat zum Sprühen. Darauf läßt das Asthma nach, die Neurodermitis zeigt sich wieder auf der Haut. Diesen periodischen Ablauf können wir natürlich fortsetzen.

Auch der Wechsel, wie zum Beispiel Migräne – progressiv-chronische Polyarthritis – Durchfall – Schulter-Arm-Syndrom, ist nicht selten.

Erst Verschlimmerung, dann Heilphase

Die Patienten wurden angehalten, bei Verschlimmerung unbedingt am gleichen Tag anzurufen. Sie erhielten dann sofort einen Termin für die nächste Colon-Behandlung am selben Tag. Danach ging es den meisten Patienten sofort wesentlich besser. Dadurch wurde uns eindeutig klar, daß die Heilphase erst nach einer kurzen Verschlimmerungsphase einsetzt.

Ein weiterer Gesichtspunkt fiel mir erst später auf: Chronische Krankheiten sind unheilbare Krankheiten, akute Krankheiten sind heilbare Erkrankungen. Folgerichtig muß eine chronische Erkrankung erst akut werden, um sie zum Abheilen zu bringen. Das heißt: Alle Probleme, die sich während der Colon-Hydro-Therapie verschlimmern, können auch geheilt werden.

Die toxischen Stoffe des Darms diffundieren durch die Darmwand und gelangen über die Blutbahn zur Leber. Um festzustellen, wie sich die Leberwerte vor und nach einer Colon-Hydro-Therapie verändern, wurde den Patienten deshalb direkt vor und nach der Behandlung Blut abgenommen und verschickt, um die Leberwerte zu ermitteln.

Nach der Colon-Hydro-Therapie lagen Gamma-GT (Gamma-Glutamyl-Transpeptidase), SGOT (Serum-Glutamat-Oxalacetat-Transaminase), SGPT (Serum-Glutamat-Pyruvat-Transaminase) und Gesamtbilirubin im Durchschnitt 12–15 % höher. In der Verschlimmerungsphase stiegen diese Werte kurzfristig sogar oft um 100 % und mehr an – bis zum 10fachen. Über eine Autointoxikation (Selbstvergiftung) aus dem Darm konnten diese Werte allein nicht entstehen.

Alle Stoffe, die länger als 36 Stunden im Darm verweilen, fangen zu gären und zu faulen an. Bei alten Menschen hat man bei Darmresektionen (operative Entfernung des Darms) bis zu 5 kg über 30 Jahre alten verhärteten, hochgiftigen Kot gefunden, der fest in den Darmtaschen verwachsen war. Die chronische Reizung von hochgiftigen Rückständen und starken Säuren führt zur chronischen Entzündung (chronische Kolitis). Durch die enormen Faul- und Gärgase entstehen wie bei einem Fahrradschlauch Ausstülpungen (Divertikel), deren Inhalt sich wiederum entzündet.

Die logische Erklärung

Irgendwann während einer Dickdarmbehandlung fiel es mir wie Schuppen von den Augen: Der Weg zum Lymphsystem, zu einer jeden Körperzelle, ob Muskel-, Nerven- oder Hautzelle, war gefunden.

Das heißt, daß wir in der Lage sind, den Spannungsabfall, der durch ein nicht intaktes Lymphsystem über eine Darmvergiftung, Autointoxikation und Acidose an der Zelle entsteht, zu beseitigen.

Der bisher schlecht zu behandelnde Raum, die Stufe unterhalb des Blutsystems, das Mesenchym, ist therapierbar geworden. Dies war der Schlüssel zur Beseitigung vieler chronischer Erkrankungen. Die Zelle wird jetzt mit Sauerstoff versorgt, die Schlacken werden abtransportiert.

Der Vorgang in der Verschlimmerungsphase ist folgender: Nach ungefähr 10 Colon-Hydro-Behandlungen sind so viele saure und toxische Faulstoffe (Fazies) aus dem Darm entfernt, daß der Säurenachschub ins Gewebe ins Stocken gerät.

Die Umverteilung der Acidosen

Dadurch kommt es zur Umverteilung der Acidosen im Körper. Die Säure- und Giftdepots der Lymphe fließen – wegen Nachschubmangels aus dem Darm – ab oder bilden sich an anderen Stellen neu. Alle lokalen Acidosen kommen ins Fließen. Ein großer Teil gerät dabei über das Lymphsystem in die Blutbahn, von der Blutbahn in die Leber. Die Leber wird in ihrer Entgiftungsfunktion zu stark belastet, zwangsläufig steigen die Leberwerte an, oft erheblich.

Lebererkrankungen verursachen – wie man weiß – depressive Verstimmungen, was die auffallenden Reaktionen während der Colon-Hydro-Therapie so um die 10. Behandlung herum erklärt.

Da der intra- und extrazelluläre Raum (Raum innerhalb und außerhalb der Zelle) nun von Schlacken befreit ist, zumindest teilweise, beginnt die endgültige Heilung mit der nächsten Behandlung.

Nach subjektiven Patientenberichten und eigenen dokumentierten Beobachtungen kann die Colon-Hydro-Therapie in vier Phasen unterteilt werden, wie in der folgenden Zusammenfassung erläutert.

Die vier Phasen der Colon-Hydro-Therapie

1- bis 10mal: Vorlaufphase

Manchmal geht es dem Patienten besser, manchmal schlechter, meist ist es ein Auf und Ab.

ca. 10mal: Verschlimmerungsphase

Der Patient fällt in ein Loch. Alle seine Probleme, ob physischer oder psychischer Art, verschlimmern sich. Erkrankungen, die scheinbar schon vergessen waren, werden kurzfristig akut, der alte Armbruch, das Trauma der Vergewaltigung, die Angstzustände, die man vor 20 Jahren hatte. Dies ist der Traum eines jeden Psychologen.

Der Muskelpanzer bricht auf, die Seele öffnet sich, die viele Jahre alten Stauungen können jetzt abfließen. Ich nenne diesen Zustand der Verschlimmerung auch *neurotoxische Entladung*. Es kommt zur Entspannung des Vegetativums, zum Abfluß der Gifte aus dem Lymphsystem, zum Abfluß der Säure aus Blut, Lymphe, Muskeln, Haut und damit zur allgemeinen Entspannung.

10- bis xmal: Heilphase

Auch hier kann es je nach Erkrankung noch zu kleineren Verschlimmerungen kommen, aber vom Niveau her geht es aufwärts, das Wohlbefinden unterliegt noch Schwankungen, allgemein geht es immer besser. Nach dieser neurotoxischen Entladung setzt die Zusatzbehandlung mit rigoroser Diäteinhaltung, Nosodentherapie usw. ein.

Abschluß: Gesundung

Das Hauptallergen wird ermittelt. Alle oder fast alle Krankheitssymptome sind verschwunden. Der ganze Körper wird meist ein letztes Mal chiropraktisch behandelt, und die Ernährungsrichtlinien werden festgelegt. Die Darmflora ist in Ordnung.

Diese Verlaufsphasen sind dem Patienten unbedingt vorher mitzuteilen. Der Behandler sollte es nie versäumen, auf die zu erwartende Verschlimmerung aufmerksam zu machen.

Es sollten auch immer der Ehepartner oder dem Patienten nahestehende Personen über die Verschlimmerungsphase informiert werden, damit bei psychischen (seelischen) oder physischen (körperlichen) Problemen der Partner richtig reagiert und das nötige Verständnis aufbringt.

Diese Verlaufsform gilt für alle Colon-Hydro-Patienten, wobei die Verschlimmerung durchaus früher oder später auftreten sowie manchmal mehrere Wochen bei wechselnden Verschlimmerungen anhalten kann. Es können auch 3–4 Verschlimmerungsphasen auftreten, wobei die erste Phase fast immer die stärkste ist.

Fallbeispiele

Nachdem der theoretische Weg geklärt, der rote Faden, den ich als gelernter Techniker brauche, da war, konnten wir chronische und schulmedizinisch austherapierte Fälle angehen.

1991 kam eine 51 Jahre alte Patientin zu mir mit ausgeprägten Symptomen eines Lupus erythematodes, mit einem Schmetterlingserythem um die Augen herum. Es ist eine entzündliche Hauterkrankung mit vielgestaltigem Krankheitsbild, speziell charakterisiert durch umschriebene bläulichrote Hautflecken, bei schwersten Gelenkentzündungen und Schmerzen; meist ist die Leber miterkrankt. In vielen Fällen sind die Hautareale um Augen und Nasenwurzel betroffen, die sich meist zuerst seitlich der Nasenwand dunkelrot verfärben, sie werden erhaben und hartentzündlich (Wolfsgesicht). Der Patient hat hier ein brennend schmerzhaftes Gefühl. Psychische Sorgen wegen der Verunstaltung kommen hinzu. Häufig traut sich der Patient nicht mehr aus der Wohnung.

Wegen Kniegelenkschmerzen konnte die Patientin nur noch etwa 150 m auf gerader Strecke gehen. Vorsichtig ging sie rückwärts die Treppen hinunter. Aus einer hiesigen Uniklinik suchte sie uns verzweifelt und stark depressiv auf und bat um Hilfe.

Da wir den Lupus erythematodes früher auch nicht besser therapieren konnten als die Uniklinik, behandelten wir, was wir im Auge als krank ansahen: den Dickdarm (Morgenrotkrause mit toxischer Imprägnation über Lymphe ins Mesenchym). Nach 17 und später noch 4 weiteren Colonbehandlungen war die Patientin gesund. Auch heute – viele Jahre später – geht es ihr ausgezeichnet. Das Lupuserythem ist nur noch schwach bei Erregung zu erkennen Die Patientin nimmt bis heute keine Medikamente. Sie kann schmerzfrei bergwandern und wieder am normalen Leben teilnehmen. Sie hat ihre Angst vor der Verunstaltung verloren.

Dies war der Beginn zur erfolgreichen Behandlung chronischer und schulmedizinisch austherapierter Fälle, wie die folgenden Beispiele zeigen. Bei sehr alten chronischen Erkrankungen und Endstadien können diese Erfolge allerdings nicht mehr erreicht werden. Dies ist der Fall, wenn der Biologische Index nach Dr. Schimmel im BFD-Test *über* D 21 liegt.

Verschiedene Erkrankungen

Morbus Bechterew
Rückbildung der Bewegungsfähigkeit um etwa 10–20 %, Ausbleiben weiterer Schübe.

Multiple Sklerose
Rückbildung um 10–20 %, Ausbleiben weiterer Schübe. Ein Patient lernte, mit Krücken zu laufen, er benötigt den Rollstuhl meist nur noch für längere Strecken.

Arthrosis deformans und chronische Polyarthritis je nach Stadium
Rückbildung um 60–100 %; selbst deformierte Finger schmerzten nicht mehr.

Hyperurikämie (krankhafte Vermehrung der Harnsäure im Blut)
Rückbildung um bis zu 100 % des subjektiven Befindens; ohne Medikamente, keine Schmerzen mehr.

Angstpatienten
Rückbildung um bis zu 100 %. Diese Patienten verkrampften sich während der Therapie. Die Fälle bedürfen besonderer Erfahrung und setzten ein ausgeprägtes Einfühlungsvermögen voraus, um Fehlschläge zu vermeiden.

Hier sind im allgemeinen 40–60 Behandlungen nötig, da sich die Patienten oft verkrampfen. Medikamentöse Begleittherapien über die ersten 20 Behandlungen sind angebracht. Allopathische Medikamente immer langsam und ausschleichend absetzen. Häufig besteht eine Medikamentensucht; um diese zu beseitigen, werden meist 6 Wochen benötigt. Hier sollte auch zeitweise homöopathischer oder pflanzlicher Ersatz gegeben werden.

Neurodermitis (atopisches Ekzem)
Rückbildung um 80–100 %, Allergene, wie Milch, Weizen, Eier und Zucker, bleiben verboten.

Schuppenflechte (Psoriasis)

Rückbildung um 80–100 %, Allergenkarenz, die Nieren müssen mit Nosoden und Medikamenten mittherapiert werden. Zusätzlich ist eine Bioresonanztherapie gegen Ende der Behandlung sinnvoll, damit die dauerhafte Heilung gesichert ist.

Hyperaktivität bei Kindern

Die Rückbildung liegt bei 100 %. Oft sind es ganz banale Allergene wie Mandarinen. Meist liegt auch eine versteckte Schilddrüsenüberfunktion vor.

Hautpatienten

Die Therapie ist vielfach sehr langwierig, da die Patienten von Geburt an oder schon als Embryo eine zerstörte Darmflora besitzen, z. B. bei Neurodermitis. Bis zu 40 Behandlungen und mehr sind häufig notwendig (etwa 30 % aller Europäer sind hautkrank). Weitere Therapien: Symbioselenkung, Ernährungsumstellung, Bioresonanztherapie.

Glatze

Selbst bei langjährig vorhandener Glatze manchmal dauerhafter Erfolg. Die Haare werden allgemein voller und kräftiger. Zur Überraschung der Patienten wachsen die Haare teilweise bürstenartig neu nach. Optimale Behandlung von Alopecia oreata (kreisrunder Haarausfall), in Verbindung mit Bioresonanztherapie.

Die Bandbreite der Therapiemöglichkeiten der Colon-Hydro-Therapie ist bei weitem nicht ausgereizt. Viele Fragen sind bisher unbeantwortet.

So stehen wir bei der Krebsbehandlung noch am Anfang. Als Begleit- oder Folgetherapie der Schulmedizin eingesetzt, ergaben sich schon positive Anzeichen für einen sinnvollen Einsatz der Colon-Hydro-Therapie bei Blasen-, Darmkrebs und Hirntumoren.

Während der Bestrahlungstherapie hat sich die SOT (Singulett-Sauerstoff-Therapie) bewährt, nach der Bestrahlungstherapie aber die Colon-Hydro-Therapie (CHT)!

Es scheint, daß die Chemotherapie die Lebensdauer bei vielen Krebsarten zwar unwesentlich verlängert, aber die Lebensqualität stark herabsetzt. Es gibt Krebsarten, wie das Lymphdrüsenkarzinom, bei denen die Chemotherapie hilfreich ist. Man sollte den Arzt seines Vertrauens nach der empirischen Erfolgsrate der Chemotherapie fragen.

Da die Therapiedauer noch zu lang ist – 1–2 Behandlungen die Woche – und noch zu wenig Patienten mit Tumorerkrankungen therapiert werden konnten, läßt sich derzeit keine endgültige Aussage treffen. Ähnliches gilt für Patienten mit einem Totalverlust des Kurzzeitgedächtnisses (Alzheimer-Krankheit).

Die Augendiagnose und der BFD-Test zeigen uns heute den therapeutischen Weg: SOT (Singulett-Sauerstoff-Therapie), CHT (Colon-Hydro-Therapie), Chiropraktik und Homöopathie, Allergenkarenz und Nosodentherapie sowie Neuraltherapie.

Ich bin aufgrund meiner umfangreichen Tests und bisherigen Behandlungsergebnisse sicher, daß mit Hilfe der Colon-Hydro-Therapie viele »unheilbar« Kranke wieder gesund und leistungsfähig werden können.

Vorsicht: Bei Metastasengefahr dürfen nur 6–7 Colon-Hydro-Behandlungen durchgeführt werden.

Augendiagnostik, Anwendungsbereiche, Begleittherapien

Immunsystem

Augendiagnostik: Verfärbung im Nutritionstrakt, Pigmenthaufen im sigmoiden Bereich, Krausenverfärbungen, zentrale oder sektorale Heterochromien.

Begleittherapien: LÖWE-Komplex Nr. 5, Echinacea (Infirmarius-Rovit), Eigenblut mit Infi-Lachesis-Injektion (Infirmarius-Rovit), Reintoxine nach Horvi, basische Ernährung mit Fruchtsäuren, Mayrkur, Symbioflor, Bärlauchgranulat. Letzteres (Wildknoblauch) eignet sich, soweit die Patienten nicht allergisch darauf reagieren, optimal zur Immunsteigerung und Pilzvernichtung im Darm. Zudem hat Bärlauch noch den Vorteil, daß er wirksamer als Knoblauch ist und *nicht* riecht, also kein Mundgeruch. Sehr selten werden Blähungen beobachtet.

Vorsicht: Nach Angaben eines Bärlauchimporteurs kommen große Mengen aus Rußland und der Ukraine (hohe Strahlenbelastung).

Sonstiges: 70–80 % des humoralen Immunsystems liegen im Darmbereich; Immunglobuline, Interferon usw. zur Virusabwehr, Ermittlung der Nahrungsmittelallergien. Nosodentherapie, Vigodana zur Rekonvaleszenz (Fa. Dr. Loges), Anabol-Loges bei älteren Menschen.

Lymphsystem

Augendiagnostik: zentrale oder lokale Aufhellungen im Mesenchym und Organbereich (Acidosen).

Begleittherapien: Ausleitung über die Nieren mit Juniperus Similiaplex (Fa. Pascoe), Darmbehandlung mit Ozovit (Fa. Pascoe) und Candida-Darmnosoden (Fa. Sanum), Acidosenbehandlung durch Pufferung mit Osmo Presselin® und Kaiser-Natron. 2–4 Wochen schmackhafte Suppen aus gekeimten Körnern von Dinkel, Roggen, Hirse und Reis essen; kein Weizen!

Sonstiges: keine Entzündung ohne Acidose, ob im LWS- oder Nebenhöhlenbereich oder bei anderen chronischen Entzündungen, wie Aphten, MS usw.

Blutsystem

Augendiagnostik: Pigmentierung im Bereich Galle, Leber und Pankreas, Abdunkelungen der Hautzonen der Organe, wie Niere, Herz, Leber usw., diverse Skleralzeichen, wie Mäandergefäße, Parallelgefäße usw.

Begleittherapien: Infihepaninjektionen (Infirmarius-Rovit), SOT, HOT, Ozontherapie, Mineralien wie Magnesium, Durchblutungs- und Kreislaufinjektionen.

Sonstiges: Der Herzinfarkt bei sauberen Gefäßen ist eine reine Muskelacidose: das Blut ist zu dick, der Quickwert stimmt nicht; Blutacidose: Aspirin zur Blutverdünnung (es verhindert kurzzeitig das Verkleben von Blutbestandteilen, wie Erythrozyten und Thrombozyten).

Nervensystem (zentrales und vegetatives)

Augendiagnostik: Pupillenentrundungen, Weitpupille, stark gezackte Krause, feine Radiären, aufleuchtende Zirkulärfurchen.

Begleittherapien: Neurapas (Fa. Pascoe), Lycopus-Komplex Nr. 170 (Fa. Nestmann), Infidyston-Injektion oder als Trinkampulle, homöopathische Hochpotenzen, Bachblüten.

Sonstiges: Menschen mit einem angeborenen schwachen Vegetativum sind besonders empfänglich für Darmgifte; grellweiße Zirkuliarfurchen zeigen eine Nervenacidose an. Bewährt haben sich auch Vitamin B12 mit Intrinsic-Faktor und Kalzium-Brausetabletten.

Therapieverläufe meiner Patienten

Voraussetzung der Colon-Hydro-Therapie: Immer müssen Nahrungsmittelallergene und Nosoden vorher ausgetestet werden. Zudem sind manche CHT-Patienten wegen ihrer Krankheitsschwere auch in schulmedizinischer Behandlung zu belassen. Optimal ist die Zusammenarbeit zwischen Heilpraktiker und Schulmediziner.

Diarrhö, Colitis ulcerosa, Colitis mucosa
Etwa 30 Patienten mit 15–50 Anwendungen bis 1999.

Medikamente: Heilerde, Basen, Nystatin in wenigen Fällen, Colina, Allergenkarenz, Suppendiät, SOT, Aderlaß, Eigenurininjektionen, Cuprum D 6.

Komplikationen: 1mal Abbruch bei Colitus ulcerosa, bei Erfolglosigkeit röntgenologische Abklärung. Die Patientin trank weiter Milch und ließ sich diätetisch nicht umstimmen.

Chronische Verstopfung
Etwa 60 Patienten mit 6–30 Anwendungen bis 1999.

Medikamente: Tee aus Fenchel-, Kümmel- und Anissamen, Karminativum Hetterich, Carbo-Similiaplex (Fa. Pascoe), Biofanal, Lactose, Flohsamenschalen.

Komplikationen: 8mal Abbruch wegen Darminvagination und zu »langem« Darm (operative Behandlung).

Akne, alle Formen
Etwa 20 Patienten mit 30–40 Anwendungen bis 1999.

Medikamente: Basen, basische Ernährung, Allergenkarenz, Eigenblutinjektionen, Cistus canadensis Similiaplex, Cafabene, Amalgamentfernung.

Komplikationen: immer Allergene austesten. Bei Pickel mit kleinen Eiterstippchen und Akne um das Kinn herum: Silberamalgam-Nosode einsetzen.

Roemheld-Syndrom (Blähbauch mit Herzbeschwerden)
Etwa 100 Patienten mit 15–30 Anwendungen bis 1999.

Medikamente: basische und ballaststoffreiche Ernährung, Pascopankreat Novo (Fa. Pascoe), Karminativum Hetterich, Carbo-Similiaplex, Magen und Dünndarm behandeln, Galle und Bauchspeicheldrüse anregen mit Pascopankreat (alt).

Komplikationen: 1mal Abbruch durch zu lange Therapiedauer.

Depressionen, Angstzustände, Phobien, Neurosen

Etwa 30 Patienten mit 25–40 Anwendungen bis 1999.

Medikamente: keinerlei tierische Eiweiße, Karminativum Hetterich, Infidyston als Trinkampulle, Psychoneuroticum-Injektionen.

Komplikationen: lange Therapiedauer durch Angst und Verkrampfung des Patienten während der Therapie.

Verlust des Kurzzeitgedächtnisses

(Alzheimer-Krankheit; seit 1 ½ bzw. 2 ½ Jahren)

6 Patienten mit 50 Anwendungen und mehr bis 1999.

Medikamente: basische Ernährung, Nahrungsmittelallergenkarenz, Infidyston (Infirmarius-Rovit), Anabol-Loges.

Komplikationen: 2mal Abbruch, weil zu spät (Kurzzeitgedächtnisverlust seit 5 ½ Jahren). Ich behandle Alzheimerpatienten nur, wenn der körperliche Zustand noch gut ist und Angehörige ständig in ihrer Nähe sind.

Blasenkarzinom

10 Patienten mit etwa 25 Anwendungen bis 1999.

Medikamente: basische Ernährung und naturheilkundliche Therapien, wie Misteltherapie, SOT, Polyerga (Fa. Merz), homöopathische Hochpotenzen, Gelum (Fa. Dreluso) usw.

Komplikationen: Häufig kommen die Patienten einfach zu spät; dann können wir bis zum Ende nur noch zu einer guten Lebensqualität verhelfen. Bei Metastasenbildung ist die CHT kontraindiziert.

Neurodermitis

Etwa 40 Patienten mit 40–50 Anwendungen bis 1999.

Medikamente: basische und ballaststoffreiche Ernährung, Neuropas (Fa. Pascoe), Natron, Bärlauch, Cistus canadiensis Similiaplex, homöopathische Hochpotenzen.

Komplikationen: Bei Kindern reichen Diät und Bioresonanztherapie. Nahrungsmittelallergene spielen hier die Hauptrolle, nicht die Psyche. Solche Probleme verschlimmern alle Krankheiten, haben mit der Ursache aber nichts zu tun.

Chronische Polyarthritis

Etwa 50 Patienten mit 30 Anwendungen bis 1999.

Medikamente: basische und ballaststoffreiche Ernährung, keine tieri-

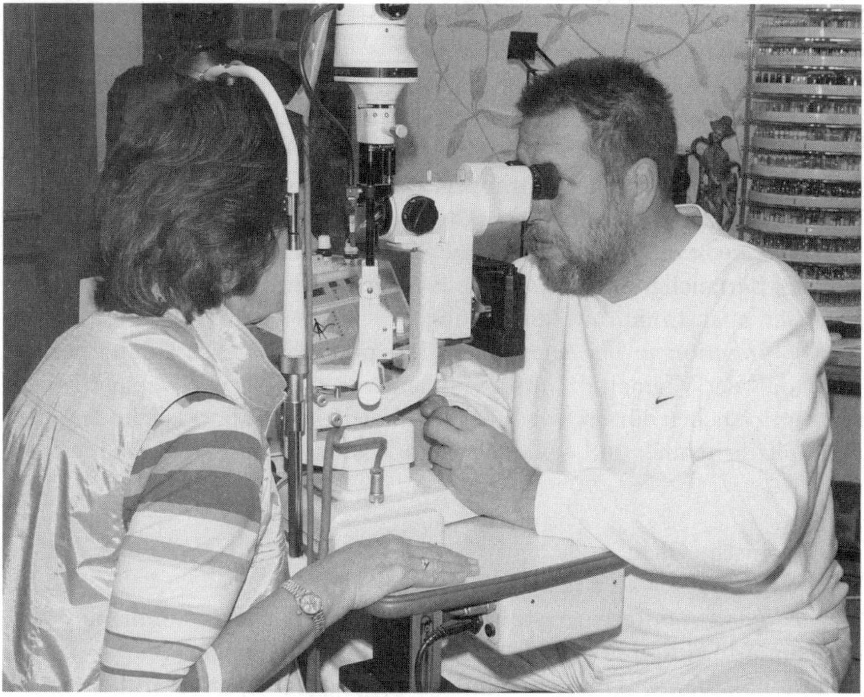

Für den Autor ist das Irismikroskop Grundlage seiner Arbeit

schen Eiweiße; Allergenkarenz, Hausmann-Komplex Nr. 103, Rhus toxicodendron, Colchicum Similiaplex, Nosodentherapie

Komplikationen: Häufig liegen mehrere Formen von Gelenkerkrankungen vor, meist eine Psoriasis-Arthritis.

Lupus erythematodes

7 Patienten mit 30 und mehr Anwendungen bis 1999.

Medikamente: basische Ernährung und Kaiser-Natron, Allergenkarenz.

Komplikationen: immer die Psyche und die Leber mitbehandeln (Infihepan-Injektionen, Psychoneurotika).

Migräne (90 % darmbedingt)

Etwa 30 Patienten mit 20–40 Anwendungen und mehr bis 1999.

Medikamente: basische und ballaststoffreiche Ernährung, Infi-Belladonna-Injektion, ASS-ratiopharm, Kaiser-Natron, Nahrungsmittelallergene konsequent von Anfang an weglassen.

Komplikationen: zusätzlich noch 1–2 chiropraktische Behandlungen gegen Ende der Behandlung; häufig vergesellschaftet mit Trigeminusneuralgien.

Vaginalpilze (Ursache: Darmpilze, Darmmykosen)

Etwa 20 Patientinnen mit 20–30 Anwendungen bis 1999.

Medikamente: Nystatinpräparate während der Therapie sind oft notwendig, Bärlauchgranulat, basische Ernährung, Bullrich-Salz, Eigenurininjektionen anal, Ernährungsumstellung.

Komplikationen: Bei einer reinen Darmtherapie wurde zufällig festgestellt, daß der Vaginalpilz verschwunden war. (Da wir den Vaginalbereich nicht untersuchen dürfen, wird alles schulmedizinisch abgeklärt und nur der Darmpilz behandelt und – wie wir heute wissen – langfristig immer erfolgreich.)

Chronische Gicht

8 Patienten mit etwa 20 Anwendungen bis 1999.

Medikamente: Restructa-forte-Injektionen, Colchicum-Similiaplex, Cefarheumin-Injektion in den Herd, Ernährungsumstellung.

Komplikationen: Die Verschlimmerungsphase tritt häufig früher ein.

Postherzinfarkt, Angina pectoris

6 Patienten mit 20–40 Anwendungen bis 1999.

Medikamente: Magnesium, SOT, ASS und Strophactiv (Fa. magnet activ) nach Austestung.

Komplikationen: regelmäßige Blutdruckkontrolle wegen Blutacidose.

Multiple Sklerose

10 Patienten mit 20–60 Anwendungen bis 1999.

Medikamente: Infi-Tabacum-Injektion (Infirmarius-Rovit), MS-Nosoden (Heel), MS 1 und 2 (Fa. Horvi), Pulsatilla C 200, Vitamin-B-Komplex, Eigenurininjektionen.

Komplikationen: 1mal Abbruch auf ärztliches Anraten, vor allem immer die Psyche mitbehandeln (mit Psychoneurotikum oder Neuropas).

Weichteilrheuma, entzündlich

15 Patienten mit 20–60 Anwendungen bis 1999.

Medikamente: basische Ernährung, Pascorenal oder Juniperus Similiaplex, neue Schmerztherapien (NPSO nach Siener und nach Ullrich) und Paravertebralinjektion (Infirmarius-Rovit).

Komplikationen: Nach der NPSO-Behandlung kommt es häufig auch zu Verschlimmerungsphasen, besonders die Lymphpunkte therapieren.

Aphthen

3 Patienten mit 40 Anwendungen

Medikamente: kleine Eigenblutinjektion mit Infi-Lachesis-Injektion (Fa. Infirmarius-Rovit) oder Acirufan (Fa. Galmeda); zusätzlich Laserbehandlung, Eigenurininjektionen anal.

Komplikationen: keine.

Der Dickdarm

Der Dickdarm und seine Aufgaben

Länge: etwa 1,70 m; Innenoberfläche: etwa 140 m^2
Anzahl der Mikroorganismen: etwa 10^{12}–10^{14} im gesamten Darm (es gibt also mehr Mikroorganismen im Darm als Zellen im Körper)

Aufgaben

- Ohne intakten Darm kein intaktes Immunsystem. 80 % des humoralen Immunsystems werden im Darm tätig, 30 % des lymphatischen Immunsystems mit Appendix, außen liegenden Lymphknoten, Peyer-Plaques usw.
  Unter dem *humoralen Immunsystem* verstehen wir Eiweißkörper (wie Immunglobuline, Interferone usw.), die in der Lage sind, körperfremde Substanzen (Antigene, wie tierisches Eiweiß) zu vernichten. Immunglobuline und Interferone befinden sich zum größten Teil in der Darmwand und in der Darmschleimhaut.
  Das *lymphatische Immunsystem* umfaßt die lymphatischen Organe (wie Milz, Thymus, Wurmfortsatz [Appendix], Halsmandeln, Peyer-Plaques [Abwehrorgane im Dünn- und Dickdarm]). Aus einfachen lymphatischen Zellen des Knochenmarks werden Immunzellen, die zu immunologischen Reaktionen fähig sind (B-Lymphozyten, T-Lymphozyten, Plasmazellen).
- Die Nahrung, die der Mensch zu sich nimmt, wird durch die Zähne zerkleinert und über Enzyme aus Magen, Galle, Leber, Bauchspeicheldrüse usw. aufgespalten. Alles, was wir essen und trinken, wird bis auf einen kleinen Rest durch die Darmwand in die Blutbahn diffundiert (durchgeschleust) und gelangt so in den Körper. Alle Körperzellen werden damit ernährt.
  Ähnlich arbeiten Pflanzen. Über Haarwurzeln werden Wasser, Mineralien usw. aufgenommen, und über größere Wurzeln gelangt die Nahrung in Stamm, Zweige und Blätter der Bäume. Ist der Boden toxisch belastet,

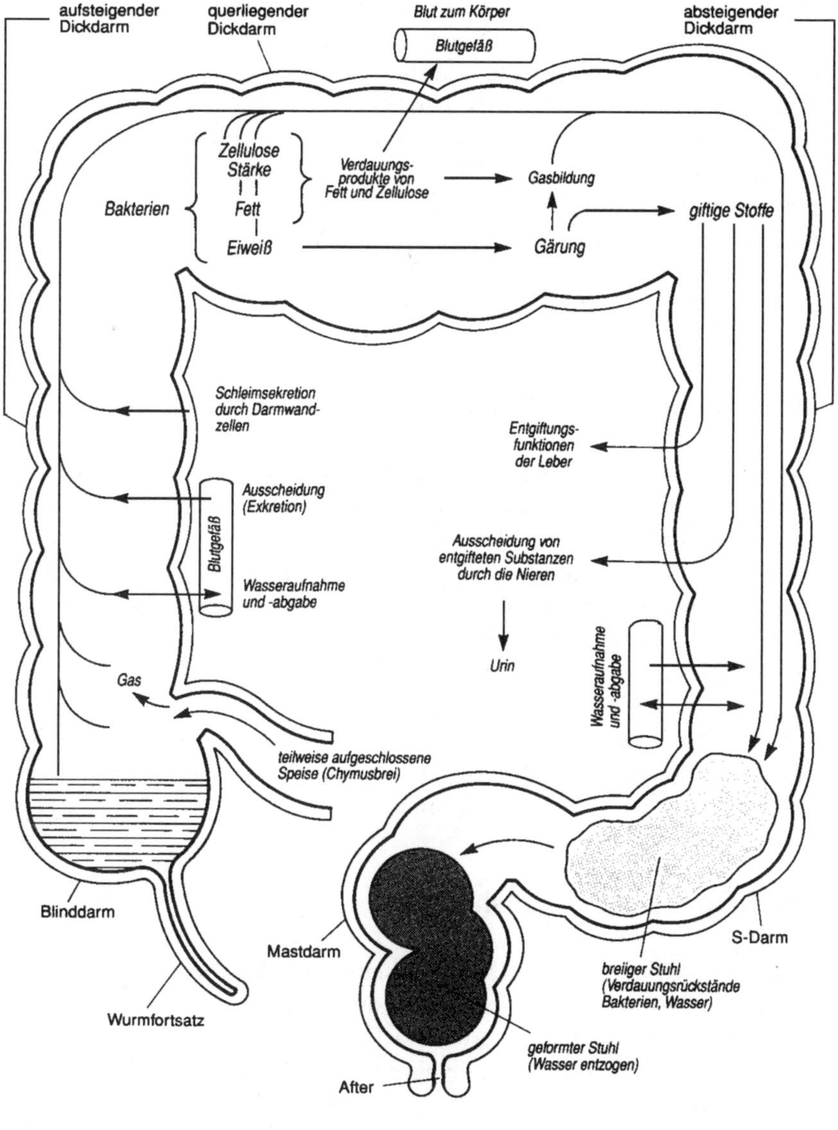

Aufbau und Funktion des Dickdarms

ist er zu sauer, gelangen Gifte und Säure aus dem Boden in den Baum; der Baum verkümmert oder vertrocknet. Das Immunsystem des Baums ist nicht mehr intakt, Schädlinge breiten sich aus, der Baum stirbt – genau wie der Mensch mit einem kranken Darm.
- Wiederverwendung von Mineralien, Enzymen (Rückführung).
- Ausscheidung von giftigen Stoffen und Kotgiften sowie Säuren.
- Herstellung des Säure-Basen-Gleichgewichts in Verbindung mit den Nieren und anderen Organen.
- Bildung von Vitaminen der B-Gruppe und Vitamin K.
- Etwa ⅓ der Nahrung wird vom Körper über den Dickdarm aufgenommen, etwa ⅔ vom Dünndarm.

Im Darm entscheidet sich die Zukunft des Menschen!

Wie kommt es zu einer gestörten Darmflora mit ihren teilweise schweren Folgeerkrankungen? Und wie kann der Patient einen Rückfall vermeiden?

Der Patient bzw. die Patientin sollte vor Beginn und auch während der Colon-Hydro-Therapie über die Probleme der Entstehung, die richtige Ernährung, die eventuell anzuratende besondere Diät und allgemein zu empfehlende Lebensführung detailliert informiert werden.

Bei der Diät ist auf Folgendes zu achten:
- Nahrungsmittelallergene meiden,
- verträgliche Nahrung zu sich nehmen,
- basische (alkalische) Ernährungsumstellung,
- ballaststoffreiche Nahrung zuführen.

Der Säure-Basen-Haushalt

Entscheidend ist der pH-Wert (Säure-Basen-Wert) des Dickdarms, der zum veränderten pH-Wert des Mesenchyms, der Lymphe und der Zelle führt. (Der Begriff pH-Wert bedeutet etwa Stärke/Wirksamkeit des Wasserstoffs und ist in der Chemie und Biologie eine gebräuchliche Maßzahl für die in Lösungen enthaltene Konzentration an Wasserstoffionen; pH 7 = neutral, pH < 7 = sauer, pH > 7 = basisch.) Der Körper versucht, den pH-Wert des *Blutes* bei etwa 7,4 in festen Grenzen zu halten. Werte über 7,4 deuten auf einen Basenüberschuß, Werte unter 7,4 auf einen Säureüberschuß hin.*

Durch falsch zusammengestellte Nahrung können säurebildende Bestandteile unseren Organismus übersäuern, das heißt, das Säure-Basen-Gleichgewicht unseres Körpers verschiebt sich in die saure Richtung: Eine Acidose entsteht.

Aber selbst wenn der Darm-pH-Wert, der Harnsäurewert und der Blut-pH-Wert stimmen, kann noch eine intrazelluläre und extrazelluläre Acidose vorliegen. Die normale Darmflora hat einen pH-Wert von etwa 6,5–7.

Im Darm befinden sich physiologische (für die Gesundheit notwendige) Anaerobier (niedere Lebewesen, die im Gegensatz zu den Aerobiern ohne Sauerstoff leben können), wie Bifidusbakterien u. v. a., und zu einem geringen Teil Aerobier (1–2 %). Hier herrscht ununterbrochen »der Krieg des Guten gegen das Böse«: physiologische Mikroorganismen gegen pathogene (krankmachende) Keime. Entscheidend für die Verbreitung der jeweiligen Organismen ist das Milieu.

Denken Sie zum Beispiel an zwei verschiedene Misthaufen im Garten. Der eine produziert nach drei Jahren gut riechende, krümelige, schwarze Erde. Hier haben sich dank des richtigen Säure-Basen-Verhältnisses (Milieu) die richtigen Mikroorganismen vermehrt, und die Erde ist verrottet.

Der andere Misthaufen ist nach vier Jahren immer noch nicht verrottet, sondern stinkt, fault, produziert in großen Mengen giftige Gase, und die Erde schmiert. Der Gärtner mischt jetzt Kalk dazu, denn dieser ist basisch, um das saure Milieu zu verbessern. Die Fäulnisbakterien gehen daraufhin zugrunde, die »richtigen« Bakterien breiten sich jetzt aus: Die Mikroflora wird gesund, der Haufen verrottet.

Beispiel: Akne

Auslöser der Akne sind Propionibakterien in pathologischer Größenordnung im Darm. Gegen diese Bakterien helfen die üblicherweise angewendeten Antibiotika heute kaum noch, weil sie wie viele andere inzwischen resistent dagegen geworden sind und das Milieu dadurch nicht verändert wird. Andererseits vernichten Antibiotika alle Bakterien, ob »gut oder schlecht«. Zusätzlich liegen noch mehrere Nahrungsmittelallergien vor.

Für die Ausbreitung der Propionibakterien ist das Säure-Basen-Milieu verantwortlich. Stimmt das Milieu, wird das Wachstum verhindert, bei saurem Milieu wird es gefördert.

* Für weitere Informationen zu diesem Thema empfehle ich den Ratgeber *Gesund durch Entsäuerung – Das Säure-Basen-Gleichgewicht wiederherstellen und erhalten* von Harald Hosch, Jopp/Oesch Verlag, Zürich, ISBN 3-0350-5023-6.

Es ist demnach unwichtig, welche Mykobakterien, Kolibakterien, Viren, Chlamydien usw. die Erkrankung auslösen, sondern entscheidend ist, wie das Umfeld, der Lebensraum dieser Mikroorganismen, aussieht. Die einzelnen krankmachenden Mikroorganismen können meist nicht isoliert vernichtet werden.

Wird der Lebensraum für die zur Gesundheit notwendigen Mikroorganismen optimiert, ist es gleichgültig, welche und in welcher Größenordnung pathogene (krankmachende) Organismen »zum Angriff blasen«. Die physiologischen Mikroorganismen vermehren sich, die krankmachenden werden vernichtet.

Der geschädigte Darm

Die Länge des normal geformten Darms (Abb. 1) beträgt 1,70–1,80 m. Die Darmflora ist normal. Der Patient hat einmal täglich Stuhl. Die linke Flexur (obere Darmanhängung) liegt etwas höher als die rechte. Keine Stauungen und Stenosen (Verengungen).

Abbildung 2 zeigt einen viel zu langen Darm (2,30–2,40 m). Schlingen entstehen an der rechten und linken Flexur sowie im Sigmoidum (S-förmiger Teil des Dickdarms). Teilweise bestehen vergrößerte Darmtaschen, aber besonders im absteigenden Teil des Dickdarms (Colon descendens) Verengungen aufgrund chronischer Kolitiden (mit Durchfall oder Verstopfung einhergehende Entzündungen des Dickdarms). Bei starken Störungen dieser Darmform, z. B. Verstopfung, muß operiert werden. Ansonsten liegt hier der typische Zwerchfellhochstand mit den typischen Begleiterscheinungen wie Völlegefühl und Kurzatmigkeit vor. Mittig liegt eine Lymphstauung, ein

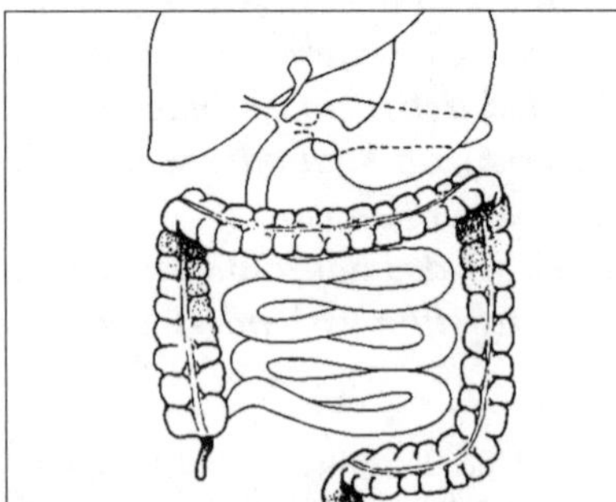

1

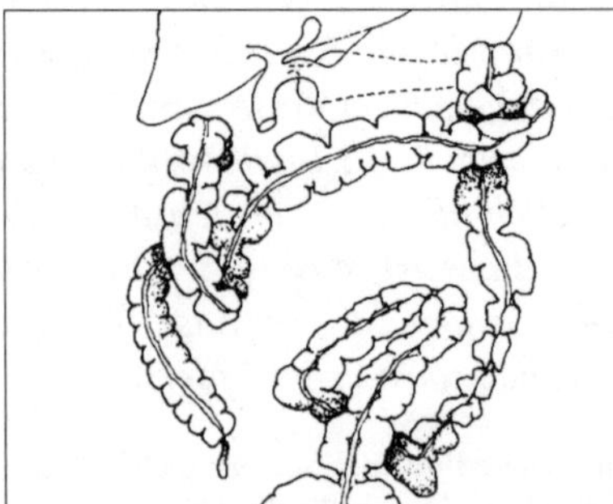

2

Mesenterialödem vor (Darmaufhängung). Die Anzahl der Colon-Hydro-Behandlungen ist meist doppelt so hoch.

Nach Aufnahme von Kohlenhydraten oder Eiweißen kommt es zu Gärungs- bzw. Fäulnisprozessen. Bei Gärungsprozessen entstehen Gärgase wie Kohlensäure. Bei Fäulnisprozessen werden Faulgase wie Butan und Methan produziert. Methan ist brennbar und kommt bei Bergwerksexplosionen häufig vor. Es verhindert teilweise die Sauerstoffaufnahme des Blutes. Die Patienten fühlen sich dann müde und schlapp.

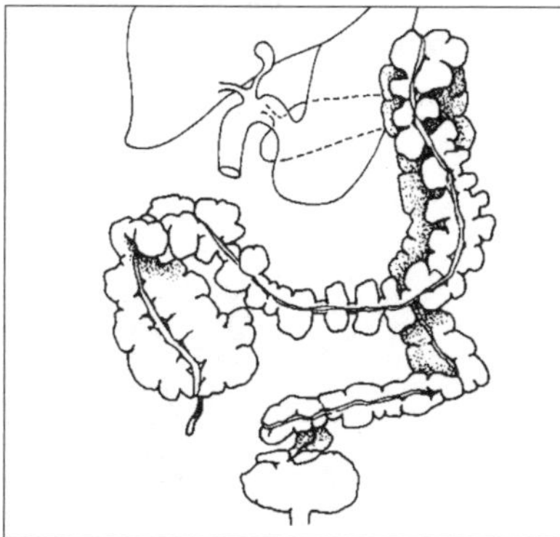

3

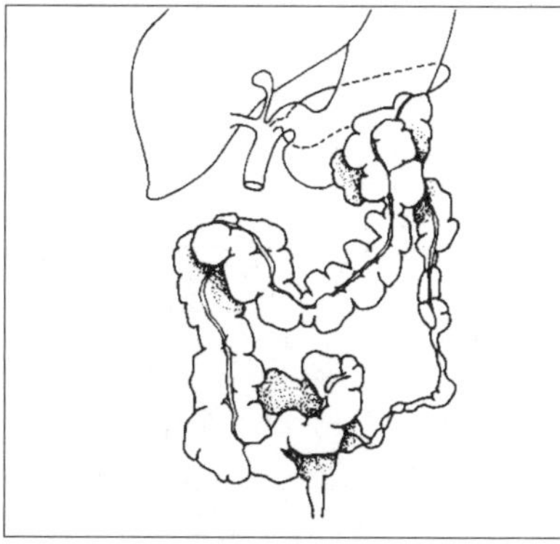

4

Abbildung 3 zeigt eine Darmsenkung mit Verengungen (Stenosen). Hier liegt eine Ptose (Darmsenkung) vor. Die rechte Biegung hängt mit dem querverlaufenden Teil des Dickdarms (Colon transversum) nach unten. Das ist typisch für den häufig vorkommenden Altersdarm und angeborene Bindegewebsschwäche.

Im aufsteigenden Ast des Dickdarms (Colon ascendens) sowie im Mastdarm (Rektum) stauen sich die Fäkalien. An den höchsten Stellen des Darms, an der linken Biegung, stauen sich die Giftgase. Hier liegt ein Roemheld-Syndrom mit Druck auf die Herzspitze vor. Im Extremfall müssen die Bänder der rechten Biegung operativ gekürzt werden, damit der Darm wieder »in Form« kommt.

Darmsenkungen können aber auch von oben auf den Unterleibsbereich der Frau, auf Harnwege, Dünndarm usw. drücken. Es kommt dann zu weiteren Organstörungen. Klarheit schafft immer eine Röntgenaufnahme des Darms.

In Abbildung 4 sehen Sie eine starke Verengung des absteigenden Teils des Dickdarms. Dadurch entstehen Stauungen im Colon ascendens und im

Colon transversum. Senkung der rechten Flexur (Biegung) und des Colon transversum. Das Roemheld-Syndrom ist nicht so stark ausgeprägt wie in der Abbildung 3. Typischer Altersdarm.

Im Extremfall muß die Stenose operativ entfernt werden, aber nur bei starken Darmbeschwerden, meist bei einer schweren, chronischen Obstipation (Verstopfung). Stenosen (Verhärtungen [die Dehnbarkeit des Darms ist verlorengegangen, er ist hier starr] und dadurch bedingte Verengungen) entstehen durch Entzündungen und Vernarbungen. Der betroffene Darmabschnitt schrumpft und kann nicht mehr peristaltisch (schlangenartige, Richtung Darmende fortschreitende Bewegung) arbeiten. Dieser Darmabschnitt ist degeneriert und anfällig für bösartige Krankheiten.

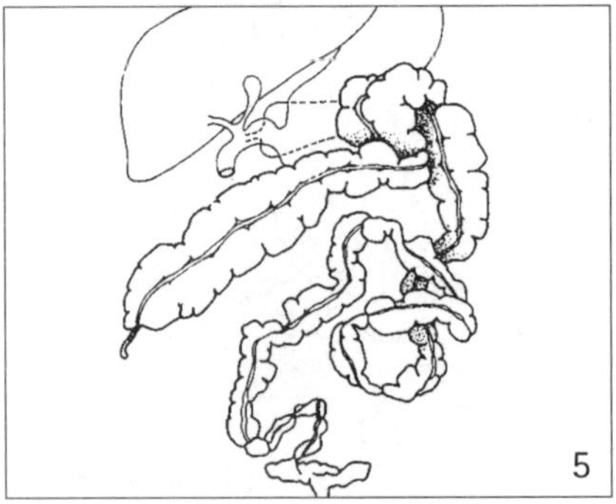

5

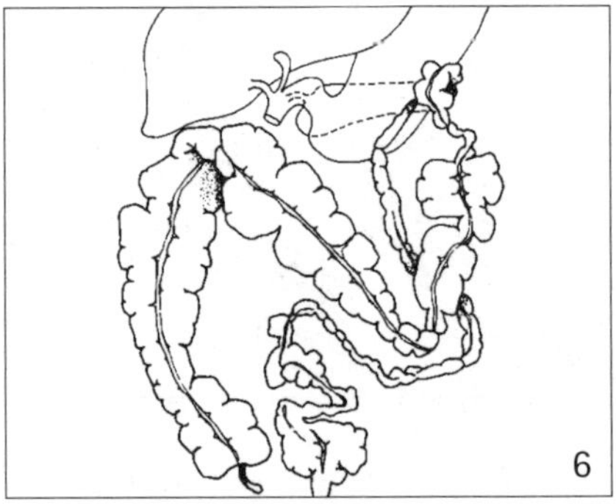

6

Abbildung 5 zeigt eine starke Senkung der Flexur (Darmanhängung) mit Verschiebung nach links. Der Darm ist zu lang und durch falsche Eßgewohnheiten degeneriert. Besonders im Sigmoidum besteht eine zu starke Schlingenbildung. Starke Darmsenkung bei einem angeborenen zu langen Darm. Mehrere verhärtete Engstellen sind wahrscheinlich.

Fast alle Darmprobleme lassen sich durch eine Colon-Hydro-Therapie beseitigen, bei Stenosen meistens stark lindern. In unserer Praxis gab es nur sehr wenige Patienten, deren Darmfunktionen wir nicht normalisieren konnten.

Die Reflexzonen des Dickdarms

Bei einer Colon-Hydro-Therapie wird der Dickdarm nicht mit einer Behandlung gesäubert, sondern die Reinigung erfolgt von Sitzung zu Sitzung fortschreitend und abschnittsweise.

Dabei kam es bei allen von uns behandelten Patienten immer wieder zu den bereits erwähnten auffälligen, sich wiederholenden Phänomenen, die den Schluß nahelegten, daß – ähnlich wie bei der Fußreflexzonenmassage – über bestimmte Dickdarmzonen entsprechende Organe angeregt werden.

Die Zeichnung zeigt die Lage der Reflexzonen. Reinigung und äußere Massage dieser Reflexzonen bringen häufig für die damit in Verbindung stehenden Organe eine bessere Durchblutung und bei Erkrankung auch Erleichterung. Bei vielen Patienten fängt unwillkürlich die Nase an »zu laufen«, wenn der Reflexpunkt der Sinusiden gereinigt und massiert wird.

Durch Entschlackung dieser Reflexzonen kommt es über die Peristaltik (wurmartige Darmbewegung) und das gesäuberte Immunsystem sowie durch die Beseitigung der Ernährungsstörungen der jeweiligen Bereiche in der Summe zu uneingeschränktem Wohlbefinden und zu innerer Zufriedenheit des Menschen.

Ernährungsstörungen sind die allergisch-entzündlichen Reaktionen, die wir im gesamten Schleimhautsystem finden. Im Dickdarm befindet sich diese gehäuft im Bereich des Colon descendens (absteigender Dickdarm). Durch die CHT wird die Allergiebereitschaft immer weiter reduziert.

Beispiel

Eine 38jährige Patientin hatte 20 Jahre lang einmal pro Monat während ihrer Regel Migräne. Ursache war eine Milchallergie. Diese machte sich auch durch starke, etwa 4 Stunden dauernde Müdigkeit bemerkbar. Nach 25 CHT-Behandlungen kam sie strahlend in die Praxis und verkündete, die Milchallergie sei weg; sie hatte ½ l Milch getrunken, und nichts war passiert. Der Bauch blähte auch nicht mehr. Die Migräne war nach der 20. Behandlung nicht mehr aufgetreten, und sie ist völlig beschwerdefrei, ohne Medikamente.

Nach jahrelanger genauester Beobachtung und sorgfältigem Zusammentragen der sich wiederholenden Phänomene lassen sich Beziehungen zwischen Darmreflexzonen und Körperorganen nachweisen (s. Zeichnung Seite 36).

Migräne

Migränepatienten bekommen bei der Reinigung häufig noch einmal einen Anfall bei Erreichen der tiefsten Stelle des Blinddarmsacks (Reflexzone Kopf-Scheitelpunkt), dann sind die Probleme der Augen, des Nackens und

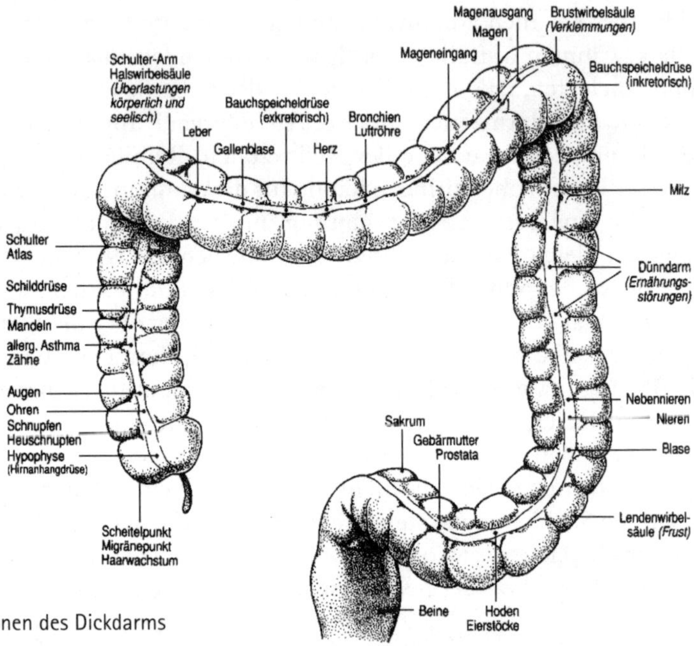

Reflexzonen des Dickdarms

der erstarrten Muskulatur im Halsbereich beseitigt. Diese Patienten haben gehäuft Darmanomalien. Wenn die Migräne nach 30 Behandlungen nicht beseitigt ist, empfehle ich Darm-Röntgenaufnahmen mit Kontrastmitteln zur Feststellung der Anomalien. Diese Patienten müssen bis zu 80mal am Gerät angeschlossen werden. Ein Hirntumor ist differenzialdiagnostisch abzugrenzen. Oft ist auch eine Trigeminusneuralgie der Auslöser. In dieseem Fall wird die neue Faltentherapie nach Ullrich zusätzlich eingesetzt.

Haar- und Hautprobleme

Ist das Schleimhautsystem in Ordnung, verbessern sich auch Außenhaut, Haare, Fingernägelqualität und Knochenhaut. Nach einer Phase der extremen Haut- und Haartrockenheit und Nagelbrüchigkeit werden die Haare wieder voller, und die Hautfunktionen normalisieren sich, die Fingernägel wachsen gesund. Ein Eincremen der Haut ist nicht mehr nötig. Gesichtsfalten verschwinden oder flachen ab. Fast alle Allergieprobleme sind beseitigt. Sonnenempfindlichkeit, Nickelallergien und der schnelle Sonnenbrand existieren nicht mehr.

Der Haarausfall ist gestoppt. Die Haare wachsen schneller und voller. Selbst auf Glatzköpfen mit jahrelanger Haarlosigkeit wächst manchmal wieder dichtes Haar. Die Haut verfärbt sich nicht mehr durch Schmuck und Armbänder. Aphthen (Ausschlag der Lippen und der Mundschleimhöhle) und Herpesbläschen im Gesicht treten nicht mehr auf. Der neue Haarwuchs tritt gehäuft am Hinterkopf auf, die »Geheimratsecken« bleiben kahl.

Das humorale Immunsystem mit den Eiweißen, dem Immunglobulin und Interferon zur Krebsabwehr ist intakt.

Die durch einen geblähten Colon ascendens verursachten Schmerzen im Wurmfortsatzbereich verschwinden (werden häufig mit einer Entzündung des Wurmfortsatzes [Appendix] verwechselt).

Allergisches Asthma, Schnupfen, Heuschnupfen, Tierhaar- und Hausstauballergie

Es ist inzwischen allgemein bekannt, daß Heuschnupfen ursächlich eine chronische Sinusitis (Entzündung der Nasennebenhöhle und der Stirnhöhle) ist. Diese ist fast vollkommen symptomlos. Nur morgendlicher Schleimauswurf, nasale Aussprache, Polypen- und Zystenbildung sowie Stirnkopfschmerz und Augenprobleme können Anzeichen dafür sein. Rund 80 % der Bevölkerung sind davon betroffen.

Häufig kommt es bei Reinigung der entsprechenden Darmreflexzone zu einem unwillkürlichen Ausfluß. Deshalb sollte die Behandlung des Heuschnupfens immer mit einer Darmbehandlung einhergehen.

Die chronische Sinusitis und die allergische Sinusitis werden meist durch früh gegebene Antibiotika verursacht. Heute wird schon Kleinkindern Penicillin verabreicht, ohne daß unmittelbare Lebensgefahr für das Kind besteht. (Enzympräparate reichen meist aus, Echinaceakomplexe beugen vor.)

Zusatzbehandlung: Nosodentherapie (die gebräuchlichsten Nosoden bei chronischer Sinusitis sind Penicillinum D 60, Cortison D 60, Streptokokkus D 60, Streptomycin D 60, Amalgam D 60, Chloramphenicol D 60, Tonsillitis D 60), Komplexmitteltherapie (Luffa comp., Löwe Komplex Nr. 5, Kalium bichromicum Hausmann-Komplex Nr. 111) und Eigenbluttherapie mit Pascotox-Injektion. Die Desensibilisierung ist keine Ursachenbehandlung.

Wenn 50 % des menschlichen Schleimhautsystems, nämlich der Darm, belastet sind, bekommt man die 5 % der Kopfhöhlen nie gesund.

Zusätzlich kann noch die Nasenreflextherapie mit dem Nasenreflexöl der Fa. Wala durchgeführt werden.

Ohren

Chronische Ohrinfektionen verschwinden, wenn die Darm und Nieren (Ausleitungsorgan) entsprechenden Darmreflexzonen gereinigt sind. Auch hier immer die Zähne und die Kopfhöhlen mitbehandeln.

Thymus, Milz, Appendix

Diese Organe bilden zusammen mit den Peyer-Plaques (plattenförmig zusammenwachsende Gruppen von Lymphknoten) und dem humoralen Immunsystem des Dickdarms das Abwehrsystem des Körpers gegen alle Eindringlinge aus den Bereichen Mund, Bronchien, Haut und Darm. Diese Eindringlinge (fremde Bakterien, Fremdeiweiße usw.) werden bei intaktem Immunsystem erkannt und vernichtet. Es entstehen keine allergischen Reaktionen.

Hals-, Brust- und Lendenwirbelsäule

Bei starker Darmbelastung durch Acidose, Mykosen, Gär- und Fäulnisprozesse mit starker Gasentwicklung kommt es immer wieder zu Verhärtungen der Rücken- und Schultermuskulatur. *Säure macht hart, Base macht weich.* Das gilt besonders für die Muskulatur des Rückens und den Herzmuskel.

Diese Verhärtungen sind meist verantwortlich für Ischialgien, Bandscheibenvorfälle, Bewegungseinschränkungen der Arme, einseitigen Wirbelverschleiß, Kopfschmerzen, Gefühllosigkeit in Fingern, Händen und Beinen, Bewegungseinschränkungen des Kopfes, das »Knacken« bei jeder Bewegung, Myogelosen (schmerzhafte Knötchen oder Verhärtungen in der Muskulatur) usw.

Durch Massagen, Quaddeln, Neural- und Elektrotherapie sind diese Probleme dauerhaft nicht zu beseitigen. Die sauren Stoffe werden nur kurzfristig weggedrückt, kurze Zeit später verteilt sich die Säure wieder im Lymphsystem. Alles ist wie vorher. Zusätzlich drückt der geblähte Bauch auf die Bänder der Wirbelsäule. Häufig liegt auch eine Lymphschwellung an der Gekrösewurzel vor. Die Haltebänder des Dünn- und Dickdarms sind an der Brustwirbelsäule befestigt (Gekrösewurzel); hier kommt es oft zu Lymphödemen, die Folge sind Skoliosen der Wirbelsäule, insbesondere der Brustwirbelsäule.

Nur durch die Darmreinigung kann dieser chronische Säurefluß durchbrochen werden: Der Rücken wird dann meist ohne weitere Behandlung weich, locker und elastisch. Es »kracht« nicht mehr, und die Wirbel bringen sich oft selbst in die optimale Lage zurück.

Beispiel
Ein 46jähriger Vertreter konnte beim Autofahren seinen Kopf nicht mehr nach rechts und links drehen, rückwärts einparken war unmöglich. Er hatte einen total verhärteten »Stiernacken«. Auch chiropraktische Maßnahmen sowie eine orthopädische Behandlung über ein Jahr brachten keinen Langzeiterfolg. Zudem hatte er starke Kniegelenkschmerzen, besonders während der ersten 10 m beim Gehen. An den Knien wurde er nun bereits 26 Jahre behandelt, und er war an beiden Knien operiert worden. Der Erfolg war gleich Null. Die CHT brachte nach 14 Behandlungen die alte Kopffreiheit zurück. Nach einmaliger chiropraktischer Behandlung kann er den Kopf drehen und wenden, die Muskulatur ist weich. Nach 20 weiteren Behandlungen waren auch die Knieschmerzen verschwunden. Er ist jetzt eineinhalb Jahre ohne Medikamente, völlig schmerz- und beschwerdefrei und kann dem geliebten Hobbyfußball wieder frönen.

Schilddrüse
Die Schilddrüse ist und bleibt offenbar ein Problemorgan. Bei Unterfunktion muß vermehrt als Mineral Jod gegeben werden. Zusätzlich sind oft Tabletten erforderlich, die den Hormonfluß aufrechterhalten. Patienten mit diesem Schilddrüsenproblem sind immer müde, schlapp und langsam in ihren Bewegungen. Alle Vorgänge im Organismus, auch die Verdauung, verlangsamen sich. Vergrößerungen durch Zysten, Polypen und Adenome kommen recht häufig vor und weisen auf chronische Reizungen, Abfluß- und Ernährungsstörungen hin.

Überfunktion beschleunigt alle Vorgänge. Die Patienten werden hager bei großem Appetit. Innere Unruhe setzt ein, Durchfälle werden häufiger. Die körperliche und seelische Belastbarkeit wird geringer, Angstgefühle verstärken sich.

Nach der Colon-Hydro-Therapie der Darmreflexzone normalisiert sich die Schilddrüse. Ihre »Einstellung« danach immer überprüfen!

Beispiel
Eine 56 Jahre alte Patientin litt seit 10 Jahren unter Angstzuständen. Sie schlief bis mittags und konnte den Haushalt nicht mehr führen, obwohl sie mehrere starke allopathische Antidepressiva nahm. Nach 36 CHT-Behandlungen, immer 2mal pro Woche, hatten wir die Antidepressiva abgesetzt (ausschleichend), die Patientin war völlig beschwerdefrei und konnte in ihrer Agilität und Arbeitswut kaum gebremst werden.

Doch plötzlich setzten Migräne und Hochdruckattacken ein (180/120 mm Hg). Zwei Wochen rätselten wir an der Ursache herum; dann meinte sie so nebenbei: »Vielleicht liegt es an meinen Hormontabletten, die ich schon Jahre wegen der Hitzewallungen und der Schweißausbrüche nehme?« Das hatte sie mir unbewußt verschwiegen. Wir setzten diese ab, da auch die Symptome genau den Nebenwirkungen entsprachen, und siehe da: Hitzewellen und Schweißausbrüche blieben aus, auch ohne Hormontabletten. Der Hormonhaushalt hatte sich normalisiert.

Zysten, Adenome und Polypen in der Schilddrüse, in Brust, Prostata und Uterus verschwinden sehr häufig oder werden kleiner.

Leber, Gallenblase und Bauchspeicheldrüse, exkretorisch (enzymproduzierender Bereich)

Im vorigen Jahrhundert und auch noch vor rund 50 Jahren dachte man schulmedizinisch und naturheilkundlich, daß alle psychischen Probleme eine körperliche Ursache hätten. Dies ist auch allgemein richtig.

Erst in der Neuzeit entstanden mit dem Aufkommen von Allergien und vielen anderen chronischen Krankheiten, die man therapeutisch nicht in den Griff bekam, die Wortwunder »vegetative Dystonie« und »psychosomatisch«. Auch die Ausflüchte »Mit den Schmerzen müssen Sie leben« oder »Das ist Verschleiß« sind im Grunde nur der Versuch, Nichtwissen und die Sackgasse der Medizin zu kaschieren. Verschleiß ist im Alter normal, es laufen nicht alle alten Menschen vor Schmerzen schreiend durch die Stadt.

Die Chinesen wußten schon vor 4000 Jahren, daß Leberschäden depressiv machen. Leberschwäche entsteht oft durch Darmreflexzonenschwäche, Leberüberlastung durch die »vergiftende« Wirkung der 2–5 kg Faulstoffe, die viele ältere Darmpatienten im Dickdarm mit sich herumtragen, oder auch durch Umweltgifte und Infektionen.

Gallensteine entstehen durch zu scharfe – zu saure und zu dicke – Gallenflüssigkeit auf dem Wege der Mikrolithenbildung (Mikrolithiasis). Ein Mikrolith ist ein winziges Mineralsalzsteinchen, das an der Schleimhaut hängenbleibt und wächst.

Durch eine Schwäche der Bauchspeicheldrüse werden zu wenig Enzyme und zu wenig Natriumhydrogencarbonat zur Säurebindung produziert. Das hat Einfluß auf den gesamten Darm und kann den Säure-Basen-Haushalt zum Kippen bringen.

Ein wichtiges Komplexmittel ist Infitract (Infirmarius-Rovit) ohne enzymatische Inhaltsstoffe. Es regt die Bauchspeicheldrüse zur Enzymbildung an, ohne daß mit dem Medikament Enzyme gegeben werden. Auch Pascopankreat (Fa. Pascoe) hat sich bewährt.

Herz

Es gibt vier häufige Arten des Herzinfarkts und auch der Angina-pectoris-Anfälle:

- durch Blutacidose; der Fettstoffwechsel gerät aus den Fugen, das Blut wird dickflüssig, gerinnt zu schnell und verstopft die Herzkranzgefäße
- durch Muskelacidose; das Herz ist ein Muskel, der bei Übersäuerung schnell verhärtet, durch Enge kommt es zu Sauerstoff- und Substratmangel, Schlacken werden nicht abtransportiert, das Organ vergiftet sich selbst
- durch das Roemheld-Syndrom; durch die Gär- und Fäulnisbildung wird die linke Flexur nach oben gedrückt, hier liegt die höchste Stelle des Dickdarms. Es kommt zur Kompression der Herzspitze und zur Minderdurchblutung des jeweiligen Bereichs durch Zwerchfellhochstand, im Auge zu sehen als aortal-lienal konfigurierte Krause, links mit verdickter Krause, weiß aufleuchtend, bei 2–5 h
- durch Nervenacidose; das Herz wird durch die Nerven zur Arbeit angeregt. Ist das Nervensystem übersäuert, steht der Patient immer unter Spannung; das Herzreizleitungszentrum reagiert bei Belastung zu schnell
- immer ist der Zitronensäurezyklus der Zellen gestört

Bronchien und Lunge

Durch reflektorische Schwäche sowie durch den bei Gasbildung entstehenden Zwerchfellhochstand von der rechten bis zur linken Biegung (Colon transversum) entstehen Kurzatmigkeit und Brustengegefühl, manchmal verbunden mit Todesangst. Schulmedizinisch wird dann häufig Nitrospray verordnet; durch CHT wird der Zwerchfellhochstand langfristig beseitigt. Kurzfristig geben wir in einem solchen Fall Kümmel-, Fenchel- und Dillsamen oder Karminativum Hetterich. Bei älteren Patienten empfehle ich häufig Legapas N oder Pascomucil-Pulver.

Magen, Magenmund und Magenpförtner

Durch Zwerchfellhochstand kommt es vielfach zur Refluxgastritis (Reflux = Rückfluß). Mit Gallensaft angedaute Speise fließt wegen einer Abflußverschiebung (Roemheld-Syndrom) in den Magen zurück. Die Schleimhäute werden angedaut, und es entsteht eine Gastritis (Schleimhautentzündung). Jetzt pfropft sich häufig der Heliobacter pylorie auf die kranke Darmschleimhaut auf. Ursache der bakteriellen Gastritis ist demnach die Refluxgastritis.

Eine Nervenacidose (vegetativ-spastische oder neurogene Iris) manifestiert sich oft am Magen, wenn es im Darm fault. Es entsteht ein nervöser Magen. Allergische Schleimhautreaktionen tun ein übriges (z. B. Erbrechen nach Milch). Auch im Langmagen, Senkmagen verbleiben die Speisen zu lange, und es entsteht durch Schleimbildner wie Milch ein nicht mehr saurer Nahrungsbrei, und der Magenausgang wird nicht genug gereizt.

Bauchspeicheldrüse, inkretorisch (hormonproduzierender Bereich)
Durch das Roemheld-Syndrom kommt es nicht nur im Herzbereich, sondern auch im Bauchspeicheldrüsen-Inselbereich zu Einschränkungen der Funktion durch Druck des Dickdarms (Kolon), linke Flexur. Auch die Schwächen durch Reflexion seitens des Darms machen sich hier häufig bemerkbar. Es kommt zu wechselnder Über- und Unterzuckerung mit Störungen der Insulinproduktion, besonders beim älteren Patienten.

Milz
Bei reflektorischer Schwäche sowie durch Druck im Colon descendens treten häufig zwischen Milz und Herz Stauungen und Durchblutungsstörungen auf, im Auge zu sehen als weiße oder – schlimmer – rote Herz-Milz-Transversale. Ein zusätzlich zur Colon-Hydro-Therapie verabreichtes Komplexmittel, und zwar Hausmann-Komplex Nr. 87, Grindelia (Infirmarius-Rovit), schafft Abhilfe. Zudem sind mit Milzfunktionsstörungen (z. B. bei operativ entfernter Milz) häufig hormonelle Störungen im Genitalbereich von Mann und Frau verbunden.

Dünndarm
In der Dünndarmreflexzone des Dickdarms (Colon descendens) sitzen 60 % aller vorkommenden Schleimhautentzündungen (Kolitis). Bei einer Nervenschwäche kommt es im Dünndarm und im Dickdarm zu Resorptionsstörungen. Es treten diverse Mineral- und Vitaminmangelprobleme auf.

Ein Großteil aller Leistenbrüche sind auf Dick- und Dünndarmprobleme zurückzuführen. Allgemein wird der Bruch operativ behandelt, aber die Ursache nicht therapiert: der Darm. Der nächste Bruch kommt dann bestimmt. Es ist nicht nur eine Bindegewebsschwäche.

Nervensystem

Das vegetative Nervensystem ist ganz besonders anfällig für eine Acidose. Stellen Sie sich das Nervensystem als eine Aneinanderreihung von Zellkomplexen vor.

Fast alle Zellen haben eine Spannung von –70 bis –80 Millivolt. Bei Fehlspannung ziehen sich die Nerven zusammen. Fehlspannung nach unten hin, hervorgerufen durch Quetschung, Verletzung = Degeneration; Fehlspannung nach oben hin, hervorgerufen durch Entzündungen, Reizungen. Immer spannen dann die Nerven, und es entsteht ein Schmerz, eine Fehlspannung, ein psychischer und/oder körperlicher Schmerz.

Ein übersäuertes Nervensystem steht immer unter Spannung; der Patient ist jähzornig, verkrampft, cholerisch oder aggressiv. Ein entsäuertes Nervensystem ist entspannt; der Patient ist belastbar, ausgeglichen und regt sich nicht mehr über jede Kleinigkeit auf, er ist zufrieden und glücklich.

Beispiel

Ein 11 Jahre altes hyperaktives Mädchen war ständig in Bewegung, ein ewiger Unruheherd, machte alles kaputt, ärgerte dauernd ihren älteren Bruder, und wenn der sich wehrte, schrie sie »wie am Spieß«. Die schulischen Noten waren schlecht, und die Handschrift war fast unleserlich.

Zeitweilig nahm man bei Hyperaktivität eine Phosphatallergie (Konservierungsstoffe) an; dies ist aber relativ selten. Meist besteht eine Allergie gegen Milchprodukte, wie Quark, Sauermilch, Kefir, Käse, oder aber gegen Zitrusfrüchte. Wir betrachten die Hyperaktivität als eine »Neurodermitis« der Nerven. Psychische Probleme und Diabetes verschlimmern alle Probleme.

Nach 10 CHT-Behandlungen trat die übliche Verschlimmerung ein, nach 22 CHT-Behandlungen war die Handschrift gleichmäßiger, wieder leserlich, die Schulnoten wurden in drei Fächern schlagartig um eine Note besser. Das Mädchen ist heute ausgeglichen, die ganze Familie atmet auf.

Aufgrund der chronischen Darmentzündung, die bei einem »Blähbauch« fast immer angetroffen wird, kommt es zu schweren Immunschwächen und zu diversen Nahrungsmittelallergien. Über die geschädigten Nerven des Verdauungstrakts werden auch die übrigen Nerven über die Hypophyse in Mitleidenschaft gezogen.

Genitalbereich

Im Sigmoidum, im oberen Mastdarm (Colon descendens) und im Rektum entstehen 80 % aller Darmkarzinome. Das Sigmoidum ist der Teil des Darms unterhalb des abführenden Dickdarms kurz vor dem Darmausgang.

Die heutige Ernährung (Schnellrestaurant, denaturierte Nahrungsmittel, Mikrowelle, Zuckermißbrauch usw.) und allopathische Medikamente, Disstreß und Bewegungsmangel verursachen einen Verschluß der Darmtaschen (Haustren) mit extrem giftigen Faulstoffen.

Über einen Darmreiz bei gleichzeitiger Immunschwäche und ständiger Persorption (Durchtritt fester, ungelöster Nahrungspartikel durch die Darmepithelzellen) scheint die Krebsbereitschaft verstärkt zu werden.

Darmkrebs hat eine jährliche Zuwachsrate von rund 10–15 %. Zunehmend scheint auch der Genitalbereich betroffen zu werden; denn parallel dazu nehmen auch Zysten, Myome, Polypen und andere Geschwülste im Genitalbereich des Mannes (Prostata, Hoden) und der Frau (Gebärmutter, Eierstöcke) zu. Das sollte jeden nachdenklich stimmen. Ovulationshemmer (Antibabypille) wirken zusätzlich auf jedes abnorme Wachstum wie Dünger. Bei Frauen, die auch nur kurzzeitig Hormone nehmen oder genommen haben, kommt es 7mal häufiger zu gut- und bösartigen Unterleibserkrankungen. Die Reflexzone der Sexualorgane liegt im Sigmoidum, dem Ort, an dem die meisten Darmkarzinome entstehen.

Es ist nicht verwunderlich, daß der kranke Darm auch die größte Giftquelle im Körper ist. Bei stärker werdender Selbstvergiftung über den Darm (Autointoxikation) wird das Immunsystem immer weiter geschwächt. Immunschwächen, wie multiple Sklerose, Morbus Bechterew, Aids, nehmen ständig zu. Warum wird nicht der Darm mit seinem Immunsystem behandelt? Langzeiterfolge bei multipler Sklerose und Morbus Bechterew lassen die Frage aktuell werden.

Beispiel

Eine 38 Jahre alte Patientin hatte seit ½ Jahr chronische Unterleibsblutungen, seit etwa 20 Jahren starkes Asthma und seit etwa 15 Jahren eine schwere chronische Polyarthritis. Sie war trotz Kortison nur bedingt arbeitsfähig, ständig bei Orthopäden, beim Lungenfacharzt und beim Frauenarzt in Behandlung. Drei Gewebsproben ließen keine Rückschlüsse auf eine bösartige Unterleibserkrankung erkennen.

Die Augendiagnose zeigte das ganze Ausmaß: Verdacht auf Gebärmutterhalskrebs; im BFD-Test wurde dies bestätigt. Die Allergietestung ergab eine starke Nahrungsmittelallergie auf alle tierischen Eiweiße, die Blutsenkungsgeschwindigkeit lag bei 68/36; sie benötigte ständig starke Rheuma-

medikamente und Kortison. Augenmikroskopisch lag eine allergisch entzündliche Reaktion im Colon descendens vor bei gleichzeitigem ständig geblähtem Unterbauch. Im BFD-Test stellte ich noch eine chronische Entzündung im Nasennebenhöhlen- und Stirnhöhlenbereich sowie im Bereich der Kieferhöhle fest.

Therapie: sofortige Einweisung ins Krankenhaus; sie hatte Gebärmutterhalskrebs mit beginnender Metastasierung (Tochtergeschwülste), der Krebs lag nur noch wenige Millimeter von der äußeren Darmwand entfernt. Nach Operation, Entlassung und Abheilung begann ich mit meiner Behandlung. Nach 30 CHTs verschwand das Asthma; sie braucht kein Spray mehr, selbst nicht bei schlechtem, nebligem, regnerischem Wetter und rauchgeschwängerter Zimmerluft.

Nach 50 CHT-Behandlungen verschwanden fast alle rheumatischen Beschwerden, außer Schwellungen am Handgelenk und Knie. Das Handgelenk wurde operiert, da die Sehnen teilweise schon durchgefressen waren. Nach 60 Behandlungen (1mal pro Woche) war die BSG normal, das rechte Knie entzündet sich allerdings noch. Immer noch werden aus dem Darm tiefschwarze, faule und auf der Toilette extrem stinkende, viele Jahre alte Kotreste entfernt. Die Patientin ist noch in Behandlung, hat normalen Stuhl, bereits mehrere Kilogramm zugenommen und ist eigentlich schon voll arbeitsfähig.

Der Darm ist nun nach insgesamt 70 CHT-Behandlungen gesäubert, der Nahrungsmittel-Allergietest zeigte nur noch Milchprodukte an. Doch kam es immer wieder zu kleinen Schüben mit Gelenkschmerzen. Das war mir unverständlich. So testete ich sie im BFD-Test noch einmal komplett durch. Und da fand ich die zweite Ursache: Silberamalgam sprach an. Also zuerst die Zahnsanierung bei einem naturheilkundlichen Zahnarzt, danach Amalgamausleitung mit der Silberamalgamnosode D 60, zusätzlich Amalgamausleitung mit der Bioresonanztherapie; das war es. Es ist einfach nicht genug, nur die Colon-Hydro-Therapie durchzuführen; dies ist nur die Basistherapie, andere Therapien müssen meist mit einfließen.

Fast alle Personen, über deren Fälle ich in diesem Buch berichte, sind auch bereit, sich mit noch kranken Patienten zu unterhalten; denn wer einmal chronisch schwer krank war, möchte auch anderen Patienten helfen. Das Gespräch mit gesundeten Patienten ist immer sehr viel überzeugender als jedes therapeutische Gespräch. Ich möchte mich hier nochmals bei den vielen Patienten für ihre Unterstützung bedanken.

Die Nahrungs- und Atmungskette der Mikroorganismen

Wenn man den krankmachenden Mikroorganismen ihre Nahrungs- und Atmungskette entzieht, verkümmern sie. Mit den Resten wird das humorale und lymphatische Immunsystem spielend fertig (Milieuveränderung).

Lösen wir uns etwas von der schulmedizinischen Sicht, nämlich dem Forschen von der Mikrobiologie zur Makrobiologie, sondern forschen wir von der Makrobiologie zur Mikrobiologie, dann kommen wir schneller, ursächlicher und gründlicher zum Erfolg. Nur die Abkehr von der vor allem für chronische Krankheiten geltenden schulmedizinischen Sackgasse und die uns eigene gesamtheitliche Denkungsweise bringen uns auf diesem Weg voran.

Das intakte Milieu im Dickdarm

Bei intaktem Milieu im Dickdarm (Kolon) und überhaupt im Verdauungstrakt werden die zersetzten Speisereste aus Magen und Dünndarm eingedickt. Die letzten Stoffe, die der Körper noch verwerten kann, werden dem Kot entzogen: Wasser, Elektrolyte, Enzyme usw. Diese Stoffe werden durch die Darmwand hindurchgefiltert (Perfusion) und dem Körper wieder zugeführt.

1mal pro Tag entleert sich der Darm. Der normale Stuhl ist mittelbraun, nicht weich, nicht hart, nicht sauer, nicht stinkend, nicht brennend (zu sauer). Das Säure-Basen-Gleichgewicht im Darm ist intakt, das Immunsystem arbeitet optimal, und damit wird auch das Blut nicht dick! Bei der Acidose wird die Blutviskosität (Fließgeschwindigkeit) zu gering. Das wird im Quick-Test gemessen.

Die Menschen sind leistungsfähig, nicht chronisch krank, belastbar und nervenstark. Cholerische und aggressive Attacken gibt es nicht. Innere Zufriedenheit und daraus resultierende Glücksgefühle, positives und zukunftsorientiertes Denken, Freude an Arbeit und Familie sind dafür untrügliche Anzeichen.

Selbst die Zähne bleiben gesund. Acidose aber verursacht Karies, Sonnenallergien, Herpes, vorzeitigen und krankhaften Haarausfall und so weiter.

Basische Darmflora: pH-Wert > 7

Die basische Darmflora betrifft meist ältere und alte Patienten. Durch zu wenig Magensäure und zu geringe Enzymproduktion von Galle, Leber, Magen, Bauchspeicheldrüse usw. verschiebt sich der Darm-pH-Wert ins Alkalische.

Virus- und Krebserkrankungen nehmen zu (Dickdarmkarzinome zum Beispiel jährlich um 10–15 %, dagegen nehmen Magenkarzinome ständig ab), die Ursache ist bis heute nicht geklärt. Viele schwere Erkrankungen des Verdauungsapparats bilden sich heute weiter unten im Darm.

Hier muß mit Fruchtsäuren (z. B. Zitronensäure, Apfelessig) substituiert werden oder auch mit Bitterdrogen, wie Tausendgüldenkraut, Kalmus und Enzian, oder Amaratropfen. Fruchtsäuren wirken im Darm zwar noch sauer, aber sie sind Basenbildner. Da bei Krebs oft eine intrazelluläre Acidose vorliegt – bei allgemeiner Alkalose –, erreichen wir mit Fruchtsäuren optimale Verhältnisse.

Saure Darmflora: pH-Wert < 7

In diesem Milieu entwickeln sich Fäulnis-, Gärungsbakterien und Pilze (Mykosen) optimal. Die Fäulnisbakterien (z. B. Proteusbakterien) nehmen explosionsartig zu. Sekundär fangen Darmmykosen an zu wuchern. Pilzerkrankungen sind Sekundärerkrankungen: Primär verändert sich das Darmmilieu zur sauren Seite hin, dann erst fangen sekundär Pilzkulturen zu wuchern an.

Der Darm wird vergiftet, und als Folge vergiftet sich der Körper jetzt selbst (Autointoxikation). Der Patient bekommt einen »Blähbauch« aufgrund der überschießenden Fäulnis, die das unangenehme und giftige Gas Methan produziert.

Die Darmperistaltik wird schwächer. Der Stuhl fault länger im Darm. Es entsteht eine Verstopfung. Bei starken Darmsäureverhältnissen kommt es allerdings zu vermehrter Peristaltik mit oft explosionsartigen Schüben.

Häufig ist auch der Wechsel zwischen Verstopfung und Durchfall. Oft kommt auch ein Durchfall bei Aufregung, vor Klassenarbeiten usw. vor. Ungepufferte Magensäure verursacht im Darm einen Säurestoß.

Alle Schlacken sind sauer

Durch eine beginnende Acidose wird vielfach abrupt die Darmperistaltik erregt. Der Stuhl entleert sich bei noch vorhandenem Roemheld-Syndrom (Blähbauch) schlagartig.

Auch durch Aufregungen kommt es zu einer vermehrten Magensäurebildung und damit zu Durchfall.

Bei vorhandener Verstopfung treten durch Säure nicht selten Verschlimmerungen verschiedener Krankheitssymptome auf, wie Blähbauch und dessen Folgen, Leberbelastung, Amenorrhö, Brennen im Darm, Sodbrennen im Magen (durch Hochdrücken des Zwerchfells entsteht häufig eine Refluxgastritis), Brennen der Augen, der Haut, der Zunge, der Füße.

Wenn diese Schlacken durch die CHT beseitigt sind, entwickelt sich wieder ein geordnetes, normales Darmmilieu ohne Blähungen und Nahrungsmittelallergien. Es fließen nur noch geringe Mengen Säure und Gifte in den Körper, mit denen die Leber als Entgiftungsorgan spielend fertig wird.

Im Körper bauen sich keine Blockaden im Gewebe auf, die die Fließsysteme Blut und Lymphe (Gewebswasser) behindern. Alle Schlacken können abtransportiert und durch Darm, Nieren, Lungen und Haut, bei Frauen noch durch die Regelblutung, ausgeschieden werden. Die Leber kann ihre Entgiftungsfunktion erfüllen, die Organe, das Gewebe, jede Zelle werden optimal mit Nahrung und Sauerstoff versorgt:

> Der Körper ist gesund, die Psyche normal, die beiden Fließsysteme Blut und Lymphe (Gewebswasser) transportieren alle Schlacken ab, die Zellen werden optimal durch das Blut mit Sauerstoff versorgt, die Schlacken können sich nicht absetzen.

Abzugrenzen davon ist das Brennen der Füße und Beine bei älteren Patienten; hier handelt es sich um Verspannungen der Wirbelsäule.

Einzusetzen ist die Faltentherapie nach Ullrich und die Rheumatherapie nach Dr. Brugger. Optimal sind Colon-Hydro-Therapien und Schmerztherapien als Zusatzbehandlung. Diese Behandlungskombination macht den Erfolg dauerhafter.

Wenn es im Darm fault

Jeder Gärtner kennt das Verrotten und Faulen. Der eine Misthaufen stinkt nicht und fault nicht, weil das Milieu stimmt und die »guten« Mikroorganismen ungestört ihre Arbeit verrichten können. Das Ergebnis ist nach einiger Zeit ein das Gärtnerherz erfreuender krümeliger und gesunder Mutterboden.

Der andere Misthaufen stinkt und fault, weil das Milieu durch falsche Behandlung des Haufens nicht stimmt und sich die »guten« Kleinlebewesen nicht gegen die begünstigten »bösen« Mikroorganismen durchsetzen können. Anstatt in guten Dünger umgewandelt zu werden, stinkt und fault der schmierige Haufen vor sich hin. Genau dies passiert auch im Darm bei Fäulnissituationen, verursacht durch eine saure Darmflora.

Statt einer die Gesundheit fördernden und erhaltenden Symbiose der Mikroorganismen im Verdauungstrakt entwickelt sich eine Krankheitsprozesse hervorrufende Dysbiose der Kleinlebewesen. Die Folgen dieser abnormen Darmbakterienflora sehen wir dann in unseren Praxen: die Krankheitsbilder der *Dysbakterie* (Störung im normalen Bakterienhaushalt des Darms).

Durch den ständigen Gasdruck in Dick- und Dünndarm werden die faulen Kotmassen in die Darmtaschen und in die Darmfalten gedrückt, wo sie sich an den Darmschleimhäuten verkleben und mit der Zeit sogar damit verwachsen.

Das Ausmaß dieses Vorgangs wird einem erst so richtig bewußt, wenn man sich erinnert, daß die Dickdarm-Innenoberfläche rund 140 Quadratmeter beträgt.

Verdauungsfunktion und Darmfehlfunktionen

Es ist bekannt, daß Störungen auf der Gefühlsebene sich über die Hirnanhangdrüse als Darmstörungen auswirken können; ebenso besteht eine Wechselwirkung zwischen Darmgiften und dem Gemütszustand. Auch Klima-, Orts- und Hormonwechsel können die Darmfunktion empfindlich stören.

Bei etwa 50–90 % aller mit Zivilisationskost ernährten Menschen fault und gärt der Speisebrei im Darm, da es keine gesunde Darmflora gibt. Durch gärenden Darminhalt entstehen Alkohole und giftige Gase, die in die Blutbahn gelangen können. Säureablagerungen in der Gefäßmuskulatur, Leberschäden und Durchblutungsstörungen sind die Folgen. Weitere Begleiterscheinungen sind Magen- und Kopfdruck, Migräne, Benommenheit, Sehschwäche und Konzentrationsmangel.

Darmgifte und Gärungssäuren machen die Darmwände durchlässig, gefährliche Schadstoffe und Bakterien können dann unmittelbar in den Blutkreislauf gelangen und belasten besonders die Entgiftungsorgane Leber, Nieren und Genitalorgane. Die Nieren müssen in 24 Stunden 1440 l Blut ausfiltern, d. h. also 1 l pro Minute. Dieses durch Umweltgifte schon stark gestreßte Organ sollten wir nicht zusätzlich mit täglichen Gärungssäuren und -giften, die aus einer Fehlernährung resultieren, überlasten.

Das Lymphsystem steuert den gesamten Wasserhaushalt im Körper; es erstreckt sich netzartig in Form von feinen Lymphgefäßen hauptsächlich über den Körperrumpf. Mit zunehmender Übersäuerung verschlacken die Säureablagerungen diese »Wasseradern«. Somit können die Körperflüssigkeiten nicht mehr ausreichend zur Reinigung durch die Nieren fließen; Wasseransammlung, Wasserstau, geschwollene Lymphknoten und Selbstvergiftung sind die üblichen Folgen. Zu fette Speisen am Abend führen außer zu Sodbrennen zur Verschlackung der Lymphe, da die Darmzotten die emulgierten Fette teilweise direkt dem Lymphsystem zuführen.

Jede Schlackenansammlung im Lymphgefäßnetz führt zu Blockaden; d. h., die Entgiftung der Körperflüssigkeiten wird beeinträchtigt, eine tägliche Selbstvergiftung des Blutes und der Nieren bleibt nicht aus.

Wie wichtig gut arbeitende Nieren für die Hormonfunktion, für gesunde Haut und Haare sind, sollte uns bewußt werden, da der Hormonhaushalt weitgehend von den Nebennierenrinden beeinflußt wird und deren Funktion von den gesunden Nieren abhängt.

Geschwächte Nieren signalisieren ihren Zustand zuerst mit kalten Füßen, Hautunreinheiten, angeschwollenen Augenlidern und dunklen Augenrändern. Gift- und Schadstoffansammlungen in der Niere können stechende Augenschmerzen und Augendruck bewirken; Bluthochdruck entsteht.

Fäulnis- und Gärungssäuren wirken sich letztendlich auch immer haarschädigend aus. In den USA wurde festgestellt, daß fast alle »Haargeschädigten« mit einem sauren Körpermilieu leben und dadurch das Immunsystem immer mehr geschwächt wird.

Dr. Walker in den USA und I. Oetinger-Papendorf erforschten, daß durchschnittlich 50 % des Körpergewichts von 60jährigen aus Schlacken und Fettzellen besteht. 90 % der westlichen Esser bauen sich durch ihre »Schlingkultur« und Fehlernährung eine Gärungsbrutstätte im Körper auf, stellten die Ernährungswissenschaftler Dr. Jensen und Dr. Walker fest. Darmgase und Blähungen sind dabei das geringere Übel, das größere sind die Folgeschäden durch unzureichende Verdauung.

Nur im Mundspeichel wird durch genügendes Kauen (20mal pro Biß) das Verdauungsenzym Ptyalin gebildet, das für jede Kohlenhydratverdauung (Stärkemehle) notwendig ist. Da in der auf über 60 °C erhitzten Nahrung alle verdauungsfördernden Enzyme zerstört sind, verbleibt sie bei ungenügendem Kauen halbverdaut im Magen. Nach 3–4 Stunden geht der Speisebrei dann bei 37 °C in Gärung über, die sich durch den üblichen Alkohol oder das Dessert noch schneller einstellt.

Nachdem der Magen gründlich übersäuert wurde, wandert die Gärungsmasse zum Dünndarm. Die krankmachenden (pathologischen) Darmbakterien vermehren sich schnell und zerstören durch Überbesiedlung die normalen (physiologischen) Bakterien und damit die Darmflora.

Alle Nährstoffe aus festen Speisen werden mittels Darmzotten durch die Darmwände in das Blut aufgenommen. Zunächst ist die Hilfe der normalen Darmbakterien nötig, die den Speisebrei bis in die kleinsten Zellbausteine (Aminosäuren) umwandeln. Erst dann erhalten unsere hungernden Organzellen ihre Nährstoffe.

Ohne eine gesunde Darmflora kann jedoch keine ausreichende Nahrung mehr zu den Organzellen gelangen. Auch können gärende Proteine (Eiweiß- und Aminosäurenträger) nicht als Zellbausteine dienen, da die lebensnotwendigen Aminosäuren noch bevor sie in das Blut gelangen könnten durch die Gärungssäuren zerstört werden.

Auf diese Weise wird das Blut statt mit Zellnahrung überwiegend mit Gärungsgiften angereichert. Jeder Gärungsvorgang hinterläßt Schlacken, die sich täglich an den Darmwänden ablagern, bis diese durch jahrelange Verschlackung verhärten und undurchlässig werden.

Ein gärender Speisebrei läßt langsam Schlacken und Fettzellen wachsen und dabei die Organzellen und Haarwurzeln verhungern! Durch verschlackte Darmwände ist eine ausreichende Nährstoff-, Vitamin- und Mineralienversorgung nicht mehr möglich. Aus der Gärung entstehen giftige Alkohole, die den Körper mit bis zu 0,2 ‰ belasten können, und das jeden Tag und jede Nacht.

Das Mineral Eisen, wichtig zur Blutbildung sowie auch für die Haut- und Haarpigmentierung, wird überwiegend über den Darm aufgenommen. Dr. Jensen und Dr. Dornbach stellten fest, daß ein unmittelbarer Zusammenhang zwischen Zell- und Haarsterben und zunehmender Verschlackung besteht.

Wenn zusätzlich Mineralien eingenommen werden müssen, dann nur deshalb, weil keine mit den Speisen verdaute Mineralien ihren Bestimmungsort erreichen. Also wird der Körper mit Magnesium überschwemmt; kurzfristig geht es den Patienten besser, langfristig nimmt die Verschlackung zu.

Das Übel Verschlackung und Übersäuerung muß in jedem Fall an der Wurzel angepackt werden. Das bedeutet: Zunächst eine gründliche Entschlackung von verengten Adern und Gefäßen sowie eine intensive Colon-Hydro-Therapie.

Die wenigsten Erkrankungen sind in der Psyche begründet, fast alle Erkrankungsursachen finden sich im Verdauungstrakt. Lassen Sie sich nicht einfach so zum Psychiater schicken, nehmen Sie Ihr Leben selbst in die Hand.

Pathogene Toxine

Ist die Darmbakterienflora erst nachhaltig gestört, diffundieren nicht nur physiologische Stoffe aus dem Darm durch die Darmwand in den Körper, sondern auch Toxine, die die Lymphe und den Zellaufbau vergiften.

Beim Faulen von tierischem Eiweiß entsteht zum Beispiel Leichengift, eines der stärksten Gifte überhaupt. Ammoniak vergiftet den Hirnstoffwechsel und führt zu chronischem Leistungsabfall.

Dazu kommen krebserregende Stoffe, wie Nitrosamine (werden von physiologischen Kolibakterien eliminiert), Amine, Zellgifte, Fuselalkohole, Gase, Aflatoxine, Skatole, Putrescin, Kadaverin usw. Kadaverin ist ein starkes Nervengift, das schwerste Angstzustände verursachen kann.

Auch die Ausscheidungen von Bakterien, Pilzen, Clamydien sind oft hochgiftig.

Die Herde der Fäulnisbakterien

Die in den Darmtaschen verschweißten Kotreste, teilweise 30 Jahre alt und älter, sind die Herde der Fäulnisbakterien, die aus einem gesunden einen kranken Menschen machen.

Unter diesen Herden siedeln sich auf der Schleimhaut Pilzkulturen an, die für jede Tablette unangreifbar sind. Die chronischen Krankheiten nehmen ihren Lauf.

Denn 6–9 l Flüssigkeit diffundieren jeden Tag durch die Wand von Dünn- und Dickdarm in den Körper. Sie belasten die Leber übermäßig, vergiften Blut, Lymphe und Zelle. So helfen auch Nystatinpräparate langfristig nicht!

Die Zellspannung nimmt durch die extrazelluläre Acidose ab, die Zelle wird vorzeitig vernichtet, die Trümmer werden nur ungenügend abtransportiert. Eine Lokalacidose entsteht; denn, wie wir wissen, macht Säure hart, während Base (Lauge) weich macht.

Der übersäuerte Teil verhärtet. Es kommt zu Nerven- und Durchblutungsstörungen, häufig auch zur Entzündung als Ventil (Arthritis) oder zur Degeneration (Arthrose), am Herz zur Myokarditis oder zum Infarkt trotz guter Durchblutung oder bei Blutacidose zum Gefäßverschluß.

Schlacken- und Säuredepots

Es entstehen Schlacken- und Säuredepots dort, wo der Lymph- und Blutfluß am geringsten ist. Das ist wie bei einem Strom, dessen Unrat sich in den Buchten sammelt. Daraus resultieren ständige Muskelverhärtungen, Myogelosen, Zysten usw.

In neuesten Untersuchungen wurde nachgewiesen, daß sich Viren, Bakterien und Würmer sowie deren giftige Ausscheidungen an defekten Darmwandstellen festsetzen (an die Darmwandzellen andocken) und den Darm an dieser Stelle durchlässiger machen, als er sein sollte. Auf diese Weise gelangen die eigentlichen Ausscheidungsprodukte in den Körper. Hunderte verschiedener Krankheiten können nun auftreten. Der eine bekommt eine Ruhr, der andere nicht. Mit dem »Aufweichen« von Darmabschnitten wird hier das Immunsystem des Darms nachhaltig reduziert; man fühlt sich ständig krank.

Acidosen

Acidosen sind Übersäuerungen des Körpers mit einem pH-Wert wesentlich unter 7,4.

Über eine Acidose und Selbstvergiftung (Autointoxikation) kommt es zur Nervenzellschädigung. Die Nerven werden hypersensibilisiert. Es entstehen Angstzustände und Depressionen.

In vielen Fällen treten Nervenreflexionen am schwächsten Organ auf. Der Säureüberschuß verändert die Hypophyse, diese wird übersensibilisiert. Es entsteht eine Nervenschwäche mit erhöhter Reaktion. Bei ständiger, chronischer nervaler Belastung entstehen am schwächsten Organ Störungen. Die Folgen sind dann z. B. Gallensteine, Nierensteine bei Ärger, Ischialgien und Ischiaswurzelsyndrom, Brustwirbelsäulenprobleme bei Frust, wenn man alles in sich hineinfrißt, Schulter-Arm-Syndrom bei Überlastungsgefühl, Epikondylitis (Tennisarm) bei Karriereproblemen, Herzneurosen bei Zukunftsängsten.

Ursachen der Acidose

- Milch und -ähnliche, schleimbildende Produkte wie Joghurt oder Quark
- Chronische Gärungen, Fäulnisse, Entzündungen und allergische Reaktionen im Dünn- und Dickdarm
- Fehlfunktionen der Magenbelegzellen. Die Magenwand besteht aus vier Schichten und verschiedenen Drüsen mit diffizilem Aufbau. Eine dieser Drüsen im oberen Magenbereich besteht aus drei Zelltypen: Die Hauptzellen produzieren Pepsin, die Belegzellen Salzsäure und die Nebenzellen. Im unteren Magenbereich (Pylorus) produzieren die Hauptzellen Gastrin und den Intrinsic-Faktor, wichtig für die Vitamin-B12-Aufnahme
- Unterfunktion von Enzyme produzierenden Organen und von Entgiftungs- und Ausscheidungsorganen. Enzymproduzierende Organe sind z. B. die Leber, die Bauchspeicheldrüse, der Zwölffingerdarm, der Magen und die Speicheldrüse

- Säurereiche und basenarme Kost, z. B. Vollkornkost, Eiweißmast. Vollwertkost enthält auch Vollkornkost, die extrem sauer und für viele Kranke schädlich ist wegen allergischer Reaktionen, insbesondere Weizen
- Durch zuviel tierisches Eiweiß entstehen Ablagerungen und Alkaliverbindungen, die den Körper übersäuern
- Fehlverarbeitung von Kohlenhydraten (Dünger für Darmpilze, die Aflatoxine und Fuselalkohole produzieren); man kann einen hohen Alkoholspiegel haben, ohne Alkohol getrunken zu haben
- Krankheiten, wie die Hirschsprung-Krankheit (ein Teil der Darmnerven arbeitet nicht, es gibt in diesem Darmabschnitt keine peristaltische Bewegung)
- Infektionen, wie eine durchgemachte Salmonelleninfektion, Ruhr, Cholera usw.
- Vergiftungen, wie Pilz- oder Alkoholvergiftung
- Darmanomalien, wie ein angeborener zu langer Darm
- Darmsenkungen durch angeborene Bindegewebsschwäche und Fehlernährung
- Darminvagination, der Darm schiebt sich während des Verdauungsvorgangs ineinander

Äußerliche Erkennungsmerkmale einer Acidose

- Chronischer Durchfall, Durchfall bei Aufregung, allgemeine Schwäche, pergamentartige Haut
- Schmutziggraue Hautfarbe, toxisch-bräunliche Haut, Warzen an Schweißstellen, klebrig-feuchte oder trockene Haut, sauer riechende Haut und ebenso riechender Stuhl
- Chronische und schwere Immundefekte, wie multiple Sklerose (MS), Morbus Bechterew, Aids
- Sehr fettes, später trockenes Haar, dann vorzeitiger Haarausfall
- Strichförmige Lippen bei hohem Oberlippenbereich zur Nase hin, meist bläuliche Verfärbung; naher Säuretod bei alten Patienten; die Oberlippe zieht sich immer mehr ein
- Hochrote, dicke, stark rissige Zunge, kann bereits beim Kleinkind von der Mutter übernommen werden (Säurezunge). Diese Patienten haben immer starke nervale Probleme

- Gesichtsfältelungen, die durch Wirbelsäulen- oder Organschäden entstehen
- Psychosen, depressive Tendenzen, nervale Störungen, psychische Veränderungen, wie Neurosen, Angst
- Endogen bedingter Hautausschlag, Allergien jeglicher Art

Die verschiedenen Formen der Acidose

Der Idealzustand

Ihn findet man hier und da noch bei Säuglingen und zu Beginn von Hungersnöten. Nach dem letzten Weltkrieg hätten alle Menschen Angstzustände, Herzinfarkt oder Krebs durch schlechte Ernährung, Fronterlebnisse, Bombennächte, Terror usw. haben müssen. Dies war nicht der Fall. Es gab zwar Krankheiten durch Körperschwäche und Mangelernährung, wie Tbc, Ruhr und Typhus; Herzinfarkt, Rheuma, Gicht oder Karzinome spielten jedoch eine weit geringere Rolle als heute.

Leichte seelische Probleme führen aber heute schon zu schweren Erkrankungen und Angstzuständen. Die heilbaren Infektionen gibt es kaum noch, aber die tödlichen Krankheiten, wie Herzinfarkt, Bluthochdruck und Krebs, nehmen zu. Neue Krankheiten, deren Ursache die Immmunschwäche ist, breiten sich aus. Im Idealzustand haben Darm, Blut und Urin den normalen pH-Wert, die Organe funktionieren optimal.

Die latente Acidose

Diese haben wir eigentlich schon alle; es ist bereits der »Normalzustand«, der aber nichts desto weniger krankhaft ist. Es ist der Beginn der »Zivilisationskrankheiten«; er zeigt sich in leichten Schleimhaut-, Haut- und Knochenhautallergien.

Die akute Acidose

Übermäßige Schweißausbrüche, scharfer Tränenfluß, saures Erbrechen, starke stechende Schmerzzustände aller Art, Zystenbildung, Sonnenallergie, Darmbrennen, Sodbrennen und Augenbrennen, Kontakt- und Nahrungsmittelallergien, Pollen- und Tierhaarallergie.

Die chronisch-mesenchymale Acidose

Dies ist die Acidose des Lymphsystems und des Mesenchyms, die Urkrankheit des Lymphatikers mit allen Problemen, die durch Lymphstauung, Entzündung, Erstarrung, Spannungsabfall der Zelle und Verschlackung entstehen.

Die Folgen sind Weichteil- und Muskelrheuma, Angina-pectoris-Anfälle (das Herz ist nur ein Muskel, die Säure führt zu Verhärtung, Durchblutungsstörung, Tod), Arthrosis deformans, Steinbildung, Osteoporoseformen u.a. Es besteht eine allgemeine Verschlackung der Bindegewebe.

Die Lokalacidose

Lokalacidosen verursachen z.B. Ischialgien, Myogelosen (Knotenbildung mit Druckschmerz im Muskelbereich), Nierenschwäche, zu dickes Blut bei Hypertonie. Es besteht eine nur stellenweise auftretende Übersäuerung des Gewebes.

Die Intrazelluläracidose

Sie entsteht durch Übersäuerung des extrazellulären Raums (Lymphe). Während Blut und Harn alkalisch sein können, ist die Zelle dennoch gestört.

Alle Acidosen sind einfach und schnell durch die Irisdiagnose zu erkennen.

Lauge macht weich, Säure macht hart! Haben Sie nicht auch Verhärtungen auf dem Rücken? Sie können die Lendenwirbel immer wieder operieren lassen, die Schmerzen kommen trotzdem wieder, weil die Ursachen meist in der verhärteten Muskulatur liegen. Diese ist sauer. Patienten mit »Stiernacken« bekommen durch Entsäuerung ihre Bewegungsfähigkeit zurück; bei ihnen ist die Nackenmuskulatur lokal übersäuert.

Pilzerkrankungen

Immer öfter kommen Patienten in unsere Praxis mit Verdacht der Verpilzung, teils mit klinischer Diagnose, teils werden sie vom Facharzt geschickt.

Immer wiederkehrende Fragen der Patienten lauten: »Wo kommen die Pilze her, wie entstehen sie, und wie werde ich sie wieder los? – Sind Pilze überhaupt schlimm? – Wie äußert sich eine Pilzerkrankung? – Welche Pilze gibt es, und wie werden sie therapiert?«

Pilzerkrankungen der Außenhaut, Knochenhaut, Schleimhaut und der Organe entwickeln sich zu einer Gefahr für die Menschheit und nehmen ständig zu. Man nennt sie *Mykosen.*

Wir unterscheiden grob drei Hauptgruppen:

- Die *Hautpilze* (Dermatophyten) als Fuß- oder Nagelpilz. Begünstigt wird die Ausbreitung durch synthetische Kleidung und Schweiß.
- Die *Hefepilze* (Candidosen). Wir finden sie vor allem auf den diversen Schleimhautbereichen von Mund (auch *Soor* genannt), Rachen, Magen, Dünn-/Dickdarm und Scheide. Gefährlich wird es, wenn sie auf Organe übergreifen und diese befallen. An den reinen Organmykosen sterben zur Zeit jedes Jahr etwa 10000 Menschen in Deutschland. Aber Pilze sind bei vielen Erkrankungen beteiligt und verschlimmern diese. Immer sind sie Zeichen einer schweren Immunschwäche und als Sekundärerkrankung anzusehen. Etwa 90 % aller Darmpilze sind Hefepilze, 5 % Schimmelpilze und 5 % Mischpilzkulturen (pathologisch).
- Die *Schimmelpilze* werden hauptsächlich eingeatmet. Man findet sie auf feuchten organischen Stoffen, wie Lebensmitteln, Blumenerde, Tapeten, in Kellerräumen, Höhlen, Bergwerken usw.

Unsere Ernährung (viel Fleisch = viel mineralische Säure, viel Kuhmilch und Sauermilchprodukte = viel Leichengift, viel Zucker = optimale Pilznahrung, wenig Ballaststoffe = Darmträgheit), wenig Sport (= Darmerschlaffung) und der schnelle Griff zur synthetischen Tablette (= Milieuzerstörung des Darms und Immunschwäche) sorgen für eine reiche Vermehrung gefährlicher Pilzkulturen. Diese vermehren sich besonders gern im sauren Milieu, aber auch im basischen Milieu des Darms treffen wir sie an. Das hat zwei Gründe:

- Pilze treten meist in Nestform auf, und in vielen Darmtaschen und Darmfalten herrscht noch ein saures Milieu mit einem hohen Anteil an Kotrückständen und Giften. In diesen Taschen ist das Immunsystem der Darmwand stark reduziert. Diese verdreckten Taschen sind mittels Koloskopie nicht zu sehen, weil viele nach innen verklebt sind.
- Bei einem basischen pH-Wert um 7 verkleben die Pilze optimal an der Darmschleimhaut und sind nur noch durch Ballaststoffe oder Colon-Hydro-Therapie zu beseitigen. Hilfreich sind auch noch verschreibungsfreie Nystatinpräparate, Obstessig, eventuell mit Wasser verdünnt, und Bärlauchgranulat.

Pilztoxine (Mykotoxine)

Die Pilze scheiden nicht nur Giftstoffe aus, sondern es entstehen bei deren Untergang Gifte, die in Größenordnungen von 1/1000 g Körperfunktionen verändern und ein pilzfreundliches Milieu im Blut und in den Organen schaffen.

Bekannte Mykotoxine sind Aflatoxine aus Aspergillus flavus und Aspergillus parasiticus (Schimmelpilze), Canditoxin aus Candidaformen und Ochratoxine vom Schimmelpilz Aspergillus ochraceus, ihn findet man auf feuchtem Müsli, Getreide und in Schweinefleisch.

Schimmelpilze werden meist eingeatmet. Über die Lunge, Blut- und Lymphbahnen wandern sie in andere Organe ein und verbreiten sich manchmal im ganzen Körper, selbst im Gehirn.

Die Sporen der Schimmelpilze lauern in Mülltonnen, Blumentöpfen und schlecht durchlüfteten Räumen und Häusern. Durch den Einbau von Isolierfenstern haben sie in Wohnungen stark zugenommen.

Durch Ochratoxine kann Nieren-, Blasen- und Unterleibskrebs ausgelöst werden. Arbeiter in Schweinemästereien und Mälzereien sind stark gefährdet.

Hefepilzarten

Hefepilze verbreiten sich durch ein Zuviel an Zucker sowie durch Haustiere, wie Vögel, Katzen und Hamster.

Von den etwa 200 verschiedenen Candida-Arten sind nur ca. 20 krankheitserregend.

- *Candida albicans* kann ohne Sauerstoff leben; sie trifft man am zweithäufigsten an. Normalerweise hat sie eine kugelige Form, Sproßform genannt. Unter bestimmten Bedingungen verändert sie ihre Form und bildet Pilzfäden (Myzelen). Diese haben eine stärkere Adhäsionskraft an der Darmschleimhaut. Sie können in wenigen Tagen die Darmschleimhaut und die Darmwand durchdringen (perfundieren) und gelangen so in die Blutbahn oder andere Organbereiche, wie z. B. in den Vaginalbereich. Der Juckreiz und das Brennen können hier unerträglich werden. Begünstigende Faktoren sind Temperatur von 35–37 °C, pH-Wert über 6,5, Mangel an Kohlenhydraten, Magnesium, Zink und Eisen, ballaststoffarme Nahrung, Immunschwächen, ein Zuviel an Kohlenhydraten sowie Bier und Zucker.
- *Candida glabrata* ist der C. albicans sehr ähnlich; sie findet sich gehäuft bei Vaginal- und Harnwegsmykosen.
- *Candida guilliermondii* wird meist durch schlechte Lebensmittel übertragen und kann Nagelmykosen, Herzkranzgefäßentzündungen, Gehirnhautentzündung und Hautprobleme verursachen.
- *Candida krusei* kommt als Kahmhefehaut auf verdorbenem Wein vor und kann Durchfälle und Infektionen verursachen.
- *Candida tropicalis* tritt häufig zusammen mit der C. albicans auf und widersetzt sich fast jeder Therapie.
- *Candida parapsilosis* findet man oft auf der Haut, Darmschleimhaut und als Nagelpilz. In unserer Praxis ist sie der am häufigsten vorkommende Pilz.

Nur ein geschwächtes Immunsystem läßt Pilze wachsen und sich ausbreiten.

Der gesunde Mensch mit ungestörter Abwehrfunktion und intaktem Immunsystem kann lebende Pilzzellen nach deren Eindringen in Lymph- und Blutbahnen abtöten. Kommen aber aus dem Darm ständig Pilze und Hefen, kann die Körperabwehr diese Mengen nicht zerstören, und es entstehen nach dem Eindringen in das Gewebe Organmykosen.

Wenn es im Darm blubbert, gluckst und rumort, muß es sich nicht unbedingt um eine Fäulnisdyspepsie handeln, es kann auch eine Gärungsdyspepsie sein, hervorgerufen durch Hefepilze.

Die Candida albicans verwandelt Trauben- und Malzzucker in teils giftige Alkohole, die C. glabrata vergärt Traubenzucker und die C. tropicalis zusätzlich noch Rohr- und Rübenzucker.

Anzeichen einer Candidose sind primär:
- klebrige, weiche, sauer stinkende Stühle
- Verstopfung und Durchfall im Wechsel oder allein
- Blähungen, aufgetriebener Bauch mit Rückenschmerzen bis zu Angina-pectoris-Anfällen
- Völlegefühl
- Antriebslosigkeit
- Heißhunger auf Süßigkeiten
- Hauterkrankungen
- Alkoholunverträglichkeit
- Depressionen und Migräne
- Zink- und Eisenmangel
- Fettleber

Anfällig für Pilzerkrankungen sind Patienten nach
- einer Antibiotikatherapie, auch länger zurückliegend
- das Immunsystem unterdrückenden Therapien mit Kortikoiden oder Chemotherapien
- Fehlernährung und durch zuviel Zucker und ballaststoffarme Nahrung,
- Einnahme von Ovulationshemmern (Pille)
- Autoimmunerkrankungen und Immunschwäche

Pilzinfektionen der einzelnen Regionen

Mundhöhle

Hier sehen wir befallene Stellen als fleckige Rötung und Schwellung, später entstehen punktförmige weißliche Flecken, die sich zu einem durchgehenden Belag formen. Sie lassen sich mit dem Spachtel nur schwer entfernen. Der Patient klagt über einen trockenen Mund, brennende Schmerzen und eine Beeinträchtigung des Geschmacks- und Geruchssinns.

Viele Asthmatiker leiden durch die Anwendung des Kortisonsprays unter Soor. Bei ihnen finden wir häufig ein Ekzem in den Mundwinkeln, Perlèche genannt. Auch Zahnprothesenträger leiden häufig an einer Soor-Infektion.

Speiseröhre

Pilze kommen als Sekundärinfektion bei einer Refluxgastritis und immer wiederkehrend in den Divertikeln der Speiseröhre sowie des gesamten Verdauungstrakts vor.

Magen

In Verbindung mit der Refluxgastritis kommt es gehäuft zum Ausbruch einer bakteriellen Gastritis durch den Heliobacter pylori, der oft vergesellschaftet ist mit Candida albicans.

Dünndarm

Auch im letzten Drittel des Dünndarms sind Pilzkulturen keine Seltenheit. Hier werden bei Verdacht Nystatinpräparate gegeben, danach wird die Darmflora mit Lacto-Bact (Fa. Omni-FOS), Azidophilus Jura oder Paidaflor aufgebaut. Die Entpilzung und der Aufbau der Dünndarmflora sind fast wichtiger als die des Dickdarms; denn ohne intakte Dünndarmflora gibt es keine funktionierende Dickdarmflora.

Dickdarm

Hier hat ein Pilzbefall verheerende Auswirkungen auf den Körper und das seelische Wohlbefinden des Patienten.

Durch Stuhlproben an verschiedenen Tagen, Augendiagnose, BFD-Test u. a. lassen sich Pilze nachweisen.

Ein Pilzbefall im Dickdarmbereich ist deshalb so gefährlich, weil hier der wichtigste Teil des Immunsystems sitzt. Bei Befall kommt es zu einer starken Reduzierung der Immunkapazität. Als Folge können sich Pilzkulturen im ganzen Körper ausbreiten. Zudem wird die Durchlässigkeit des Darms vergrößert, und so gelangen vermehrt Pilzkulturen und Fremdeiweiße in die Blut- und Lymphbahnen, was zu einer verstärkten Lebensmittelunverträglichkeit führt.

Haut

Alle Hautkrankheiten sind von Pilzerkrankungen begleitet. Dazu gehören Akne mit ihren verschiedenen Formen, Neurodermitis, Schuppenflechte, Lichen ruber, Pityriasis versicolor, trockene Haut.

Therapien

- zuckerfreie Diät, ballaststoffreiche Ernährung
- Hygiene
- allopathische Antimykotika, wie Nystatin, in Notfällen
- natürliche Antimykotika, wie Bärlauchgranulat, Obstessig
- Immunstärkung mit Eigenbluttherapien, Thuja-, Baptisia- oder Echinacea-Präparaten sowie Eigenurintherapien
- Immunstabilisierung mittels Colon-Hydro-Therapie, Einläufen usw., damit verbunden eine Darmreinigung
- Symbioselenkung des Darms mit Lacto-Bact (Fa. Omni-FOS), Paidaflor (Fa. Ardeypharm), Azidophilus Jura

Einig sind sich alle Experten, soweit sie nicht für eine Pharmafirma arbeiten, daß die Einnahme von Antipilzmitteln über mehrere Wochen sinnlos ist, da sie in den Bereich der verdreckten, tiefen Darmzotten nicht eindringen können.

Die Pilzdiät

Auch hier ist auf Allergiefreiheit zu achten.

Erlaubte Lebensmittel

- Saccharin, Aspartam, Cyclamat u. ä. Süßstoffe
- Milchzucker
- Sahne
- Kefir aus Stuten- oder Ziegenmilch
- Käse
- Limonaden mit Süßstoff
- Kaffee, Tee ohne Zucker
- mineralreiche und -arme Wasser

- Gemüsesäfte
- ballaststoffreiche Brote mit Kleiezusatz
- Vollkornbrote
- Fleisch, Schinken, Fleischwurst (ohne Milcheiweiß)
- frischer Fisch
- Pflanzenöl, Margarine, Butter, Schmalz, Eier
- alle Kartoffelprodukte
- Essig
- natürliche Aromastoffe
- klare Suppen
- pflanzliche Bindemittel, wie Biobin
- alle Gemüse, frisch, tiefgefroren und milchsauer
- Sojaprodukte
- Nüsse und Samen
- frische Früchte, gewaschen

Nicht erlaubte Lebensmittel

- Bier, Wein, Limonade, Cola, Fruchtsaft, Milchmischgetränke
- alle zuckerhaltigen Süßwaren, Sirup, Honig, Fruchtzucker, Fruchtjoghurt, Sauermilchprodukte
- alle Brötchen, Fladenbrot, Kuchen, Weißbrot
- Speisestärke
- Dauerwurstsorten mit Zucker
- Brat- und Backfette mit viel gesättigten Fettsäuren
- helles Weizen- und Roggenmehl, Müsli, Reis, Grieß
- Sahnefestiger
- Cremesuppen, Pudding, Fertigsuppen, Fertigsoßen, Ketchup, Hefe
- Fischkonserven, panierter Fisch, Fischmarinaden, frittierter Fisch
- Obstkonserven, Rosinen, Trockenfrüchte
- Apfel- und Birnenkraut

Fasten- und Mayrkuren sind nicht hilfreich; sie können die Verpilzung sogar noch verschlimmern, da Pilze nun in Bereiche einwandern, die auch medikamentös nicht zu erreichen sind. Auch die dadurch bedingten Nahrungsmittel-Unverträglichkeiten können sich verschieben.

Zusätzliche naturheilkundliche Therapien zur CHT

Die regelmäßige Einnahme von Obstessig verhindert das Ankleben (Adhäsion) von Pilzen auf der Haut und Schleimhaut.

Bärlauchgranulat hemmt das Pilzwachstum im Verdauungstrakt und ist nicht identisch mit Knoblauch; es ist Wildknoblauch, der nicht gezüchtet werden kann und nicht nach Knoblauch riecht. 1–3 g täglich reichen aus. Bärlauch verursacht selten Blähungen. Vorsicht: Große Mengen kommen aus Rußland.

Gegen Zuckerkonsum helfen folgende naturheilkundliche Präparate:

- Zucker in D 60 und D 200 homöopathisiert, je 1mal täglich (Fa. Stauffen)
- Argentum nitricum Similiaplex (Fa. Pascoe)
- Infi-Causal (Fa. Infirmarius-Rovit)

Ein Patientenbeispiel

Frau Sonja K. wurde mir von einem Facharzt überwiesen, der diese Patientin vergeblich ein Dreivierteljahr lang mit Nystatinpräparaten behandelt hatte. Sie litt unter Vaginalmykosen, Polyarthritis, chronischer Tagesmüdigkeit, trockenen Augen (sehr häufig bei Vaginalpilz und chronischer Stirnhöhlenvereiterung), Haarausfall, Flatulenz und Blähbauch, Verstopfung und Rückenschmerzen. Die Nahrungsmittelunverträglichkeiten waren: Kuhmilch, Sauermilchprodukte und Hefe. Unverträglich waren weiter Silberamalgam im Mund und Penicillin.

Sie litt unter einen nachgewiesenen Candidamykose im Darm. Festgestellt wurde dies durch Augendiagnose, BFD-Test und Stuhlproben.

Nach Beseitigung der Silberamalgambeläge wurden 17 Colon-Hydro-Therapien durchgeführt. Anschließend folgten noch zwei chiropraktische Behandlungen und die Einnahme von Biocult N comp.

Die Probleme sind verschwunden. Eine Nachuntersuchung 18 Monate später zeigt, daß keine Beschwerden mehr auftreten.

Wenn keine schweren Immundefekte vorliegen, reichen meist 20 Colon-Hydro-Behandlungen bei einer starken Candidaproblematik aus.

> Pilzbelastung heißt Therapie des Immunsystems, und nur in Notfällen sollen Antimykotika gegeben werden.

Der Erfolg der Colon-Hydro-Therapie bei den verschiedenen Pilzerkrankungen stellt viele alte Untersuchungen in der Therapie auf den Kopf. Es scheint so, daß eine wesentlich verbesserte Immunantwort auf die Pilzinvasion die körpereigene Selbstregulation wieder ankurbelt.

Einige Autoren sehen das Hauptproblem der Verpilzung im Dünndarm. Das scheint nicht so zu sein; denn durch die Aktivierung des Immunsystems des Dickdarms bei gleichzeitiger Säuberung desselben kommt es zu Heilungen, die schulmedizinisch nicht möglich sind. Zumindest liegt der therapeutische Angriffspunkt im Dickdarm. Versuche und Forschungen bei der Pilzbekämpfung werden zudem nie zu Ende gehen, da sich das Krankheitsbild, die Art der Pilzkulturen, die Symptomatik und die Eßkultur ständig verschieben.

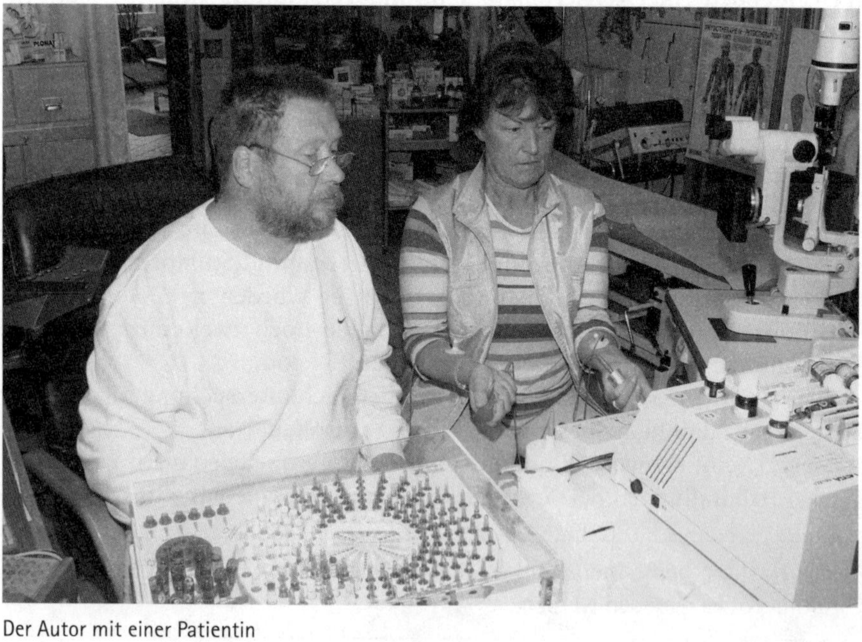

Der Autor mit einer Patientin

Die Colon-Hydro-Therapie in der täglichen Praxis

Wenn im Frühjahr an den Ästen der Sauerkirschbäume die ersten Blätter erscheinen, dann aber nach kurzer Zeit verdorren und die Zweigspitzen vertrocknen, dann hat eine Monilia-Art wieder ein Opfer gefunden. Der Baum siecht dahin, verkümmert und stirbt langsam.

Bei Patienten sehen wir häufig die Soor genannten grauweißen, samtartigen Beläge auf der Mundschleimhaut. Der Erreger ist ebenfalls eine Monilia-Art, die wir als *Candida albicans* kennen. Wehe, wenn dieser klinisch vielgestaltige Pilz überhandnimmt. Dann geht es dem Menschen ähnlich wie dem Sauerkirschbaum.

In einem Körper, dessen Gesundheitszustand sich im Gleichgewicht befindet, haust Candida albicans normalerweise als »harmloser« Haut- und Schleimhautschmarotzer in einer Größenordnung von bis zu 100 Keimen in 1 cm^3 Kotrest.

Zu einem Gesundheitsrisiko wird der Pilz jedoch in dem Augenblick, wenn Ernährungsstörungen und schlechter Allgemeinzustand seines Wirts, des Menschen, ihm die Grundlage für eine krankmachende Tätigkeit bieten. Dann wird aus dem bisher harmlosen Schmarotzer ein gefährlicher Feind, der den bereits belasteten Organismus zusätzlich angreift und schwächt.

Nur an den Symptomen herumzudoktern, nützt auf Dauer gar nichts. Auch in diesem Fall ist die einzig richtige und durchgreifende Behandlungsstrategie: die möglichst schnelle Wiederherstellung eines gesunden Milieus im Verdauungstrakt.

Viele Darmpatienten sind auch Darmpilzpatienten. Da die Colon-Hydro-Behandlung so gründlich die Altlasten beseitigt und somit den pH-Wert optimiert, gibt es zur Colon-Hydro-Therapie meines Wissens keine bessere Alternative! Mit der Colon-Hydro-Therapie als Basistherapie lassen sich viele schulmedizinisch unheilbare Fälle heilen. So können nach unseren Erfahrungen positiv beeinflußt werden:

- das Immunsystem (durch Reinigung der Darmtaschen [Hausten] und Falten vergrößert sich die Immunfläche wieder)

- Zellveränderungen (die Zelle erhält wieder die optimale Spannung von –70 bis –80 mV)
- Acidosen (sie werden im Darm und im Körper beseitigt)
- Intoxikationen (durch Reinigung der Darmtaschen gelangt nur noch wenig Säure und Gift in den Körper)
- Allergien (durch die Wiederherstellung der Darmflora gibt es keine allergisch entzündlichen Reaktionen mehr)
- Pilze (durch Beseitigung des sauren Milieus wird den Pilzen die Lebensgrundlage entzogen)
- Dickdarm (durch Symbiose ohne Gasentwicklung wird eine normale Darmtätigkeit erreicht)
- psychische Veränderungen (werden durch die Entsäuerung der Nervenzellen bewirkt)
- Hauterkrankungen (endogene) (durch Entschlackung der Haut können die Hautzellen wieder normal arbeiten, die Haut hält das Wasser, und der Schweiß brennt nicht mehr)
- Alterserkrankungen und Verbrauchserkrankungen, wie Arthrosen

Bei Krebs, der Parkinson- und der Alzheimer-Krankheit ist das Erfahrungspotential noch zu gering, um vertretbare Aussagen zu treffen. Die wenigen bisher vorliegenden Ergebnisse sind prognostisch allerdings gut, besonders bei der Alzheimer-Krankheit scheint eine gesundheitliche Wiederherstellung bei Patienten unter 60 Jahren zu 80–95 % möglich zu sein.

Gerätebeschreibung

Es gibt mehrere Typen von Colon-Hydro-Geräten. Auf der Abbildung auf Seite 69 sehen Sie ein gängiges deutsches Markengerät, das an der Wand befestigt wird.

Mit dem schwarzen Griff oben links stellen Sie das Gerät auf »Spülen«; es werden nun das Schauglas und das folgende Abflußsystem sauber gespült.

Die Temperaturanzeige gibt mit Verzögerung die tatsächliche Wassertemperatur an.

Der Behandlungsdruck wird in mm auf der Wassersäule angegeben. Bei 240 cm ertönt ein Summzeichen; der Behandlungsdruck ist zu hoch, so weit sollte man es nie kommen lassen.

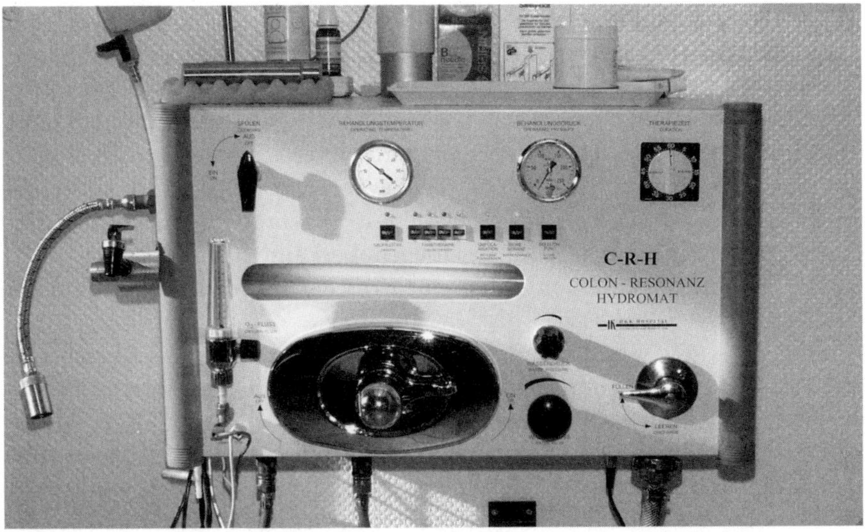

Die Schaltuhr arbeitet wie eine normale Eieruhr; nach Ablauf der eingestellten Zeit ertönt ein Klingelzeichen.

In der Mitte des Geräts sieht man ein langes Schauglas, dahinter befindet sich ein Glasrohr. Hier fließt der alte Kot ab. So können wir immer die Qualität des Kots und damit den Behandlungsstand erkennen.

Rechts unten befindet sich ein Mischhebel mit Temperaturanzeiger für das Darmspülwasser. Bei Aufstellung des Geräts muß die Wassertemperatur des Mischers mit dem Heißwassergerät abgestimmt werden.

Mitte unten befindet sich unter »Wasserfluß« der Durchflußmengenbegrenzer. Durch Drehen des schwarzen Knopfs wird der Behandlungsdruck bei Beginn der Behandlung auf 40 cm WS (Wassersäule) auf der Uhr eingestellt und im »entspannten« Zustand eventuell öfter nachgestellt.

Mit dem Hebel rechts unten kann bei gleichzeitig in den Darm einfließendem Wasser kurzfristig der Abfluß gesperrt werden (Füllen – Leeren).

Ganz links sehen wir ein Flow-Meter mit Schauglas, mit dem der Sauerstoffdruck eingestellt wird. Die Sauerstoffflasche (2 l) ist an der Wand befestigt und auf dem Foto nicht sichtbar. Ich persönlich arbeite nicht mehr mit Sauerstoff, da sich der Gasdruck des Darms durch das Gas-Wasser-Gemisch erhöht und jede weitere Arbeit erschwert. Anstatt mit Sauerstoff hat der Patient den Gasbauch mit Faulgas gefüllt, was für ihn genauso unangenehm ist. Für eine ordentliche Arbeit benötigen wir einen entgasten Darm; nur dieser ist therapierbar. Lediglich bei starken Darmentzündungen wird zum Schluß der Behandlungsserie Sauerstoff dazugegeben, wenn der Blähbauch bzw. das Roemheld-Syndrom schon beseitigt ist.

Ganz links außen befindet sich etwa in der Mitte ein Edelstahldrehknopf mit Stahlschlauch. Bei Therapiebeginn wird dieser Schlauch abgedreht, und wir lassen ihn herunterhängen. Für eine eventuelle Tropfenbildung stellen wir einen Eimer darunter. Das Gerät sollte so angebracht sein, daß sich diese Abflußöffnung etwa in Höhe der Liegenoberkante befindet.

Die gesamte Installation sollte nur von einem versierten Fachmann durchgeführt werden!

Statt des Knopfs wird jetzt der geriffelte dicke Behandlungsschlauch aufgedrückt. Er muß bis zum Anschlag durch leichtes Drehen aufgezogen werden, evtl. im warmen Zustand nachdrücken..

Die Wassertemperatur ist durch die Gerätespülung auf 38 °C eingestellt.

Unterhalb des Geräts sehen wir zwei Anschlüsse, durch die Kalt- und Heißwasser über Filter ins Gerät geleitet wird. Der Behandler sollte alle Anschlüsse nur hin und wieder auf Dichtigkeit überprüfen. Die Filter sind hier nicht sichtbar. Wenn die Filter verstopft sind (das Wasser fließt dann nicht mehr gleichmäßig, oder es wird nicht mehr richtig warm), empfiehlt es sich, sie dem Hersteller zur Säuberung zurückzuschicken.

Hinter dem Edelstahldrehknopf befindet sich ein dünnes Abflußröhrchen (im Foto nicht sichtbar). Ein kurzer dünner Wasserschlauch mündet in ein T-Stück. Hier fließt das Behandlungswasser aus dem Gerät. Es ist über den Mischer temperaturgeregelt und über den Drehknopf druckgesteuert.

Die andere Seite des T-Stücks führt über einen kurzen Schlauch in das Flow-Meter. Mit einer Klemme und dem Flow-Meter wird der Sauerstoff abgestellt. Der etwa 1 m lange dünne Wasserschlauch wird jetzt auf das freie T-Stück-Ende aufgedrückt.

Das eingefettete Spekulum mit fest angedrückter Einführhilfe wird leicht drehend in den After eingeführt. Es gibt heute zwei Spekulargrößen; beide können je nach Dehnbarkeit der Anusöffnung bei Erwachsenen und Kindern eingesetzt werden. Bei Erwachsenen wird das kleinere Spekulum meist bei Fissuren und Hämorrhoiden verwendet.

Die Einführhilfe wird dann aus dem Spekulum herausgezogen.

Wasserzuführschlauch und Abwasserschlauch werden nun fest auf das Spekulum aufgedrückt. Das Spekulum dabei festhalten!

Der Patient dreht sich auf den Rücken. Dabei wird die Lage des Spekulums auf optimalen Sitz kontrolliert.

Der Patient liegt auf dem Rücken und streckt die Beine nebeneinanderliegend aus.

Die Schläuche werden jetzt geordnet und längs der Beine nach unten geführt. In Wadenhöhe werden sie zum Gerät hin abgeknickt, so daß der Patient sie durch den Druck der Beine in der richtigen Position hält.

Eine kurze Blickkontrolle vom Patienten zum eingeschalteten Gerät; er ist therapiebereit.

Mit dem schwarzen Drehknopf unten stelle ich den Wasserdruck auf 40 mm WS. Die Behandlung kann beginnen.

Im Wechsel wird jetzt der Darm gefüllt und geleert, anfangs 5mal.

Vorgespräch mit dem Patienten

Dem Patienten wird in einem Vorgespräch erklärt, worum es geht und wie alles abläuft. Wichtig ist, in etwa die Kosten, die voraussichtliche Therapiezeit, die Anzahl der Behandlungen pro Woche, die Verschlimmerungsphase, den Verlauf, die möglicherweise ablehnende Haltung von Bekannten, Kollegen und Schulmedizinern durchzusprechen und den Patienten aufzubauen.

Bei der Verschlimmerung und bei zu langer Therapiedauer hat der Patient häufig mit der Häme von Nichtinformierten zu rechnen.

Urlaubsprobleme und Überlastung des Therapeuten sind einzuplanen. Partner und erwachsene Familienmitglieder sind zu informieren. Das ist sehr wichtig!

Bei der ersten Behandlung sollte der Partner dabei sein. Später ist es ratsamer, wenn man mit dem Patienten allein im Behandlungsraum ist. Eine bloße Abtrennung mittels Vorhang reicht wegen der vertraulichen Gespräche nicht aus!

In der Verschlimmerungsphase kann es nötig sein, daß der Patient gebracht werden muß. Der Partner darf ihn nicht alleinlassen, er sollte jederzeit erreichbar sein und ihm mit Rat und Tat zur Seite stehen können.

Als Gleitmittel verwende ich heute weiße Vaseline mit 5 % Wasser und 5 % Eichenrinde. Letztere eignet sich gut zur Behandlung von Hämorrhoiden. Diese Salbe wird vom Apotheker hergestellt und in 250-g-Dosen geliefert. Der Doseninhalt wird immer mit Wasser aufgefüllt, damit die Creme geschmeidig bleibt.

Gesund zu werden, das ist harte Arbeit für den Therapeuten und auch für den Patienten. Wir müssen ihm die physische und psychische Kraft geben, diese häufig lange Zeit durchzustehen.

Die Medikamente

Ebenso wichtig ist es, mit dem Patienten genau zu besprechen, welche Medikamente aus welchem Grund als Begleittherapie eingesetzt werden. Bewährt haben sich in unserer Praxis:

- Pilze vernichtende Nystatinpräparate, nur bei extremer Pilzbelastung; langfristig wird der Pilz durch Milieuoptimierung eliminiert; normalerweise reicht Bärlauchgranulat aus
- leichte Baldrian- und Hypericum-haltige Präparate zur Beruhigung in der Verschlimmerungsphase, Passiflora-Komplex (Infirmarius-Rovit), Psychoneuroticum (Firma Pharmacon), Infidyston
- Luvos-Heilerde ultrafein, Colina zur Dämpfung der Peristaltik
- Karminativum Hetterich zur Entblähung
- Legapas N (Fa. Pascoe) zur Stuhlförderung, zum Entblähen und zur Enzymbildung, Pascomucil
- bei Darmkrämpfen Atropinum-Komplex Nr. 7 (Fa. Truw)
- als Basenbildner: Presselin® Osmo (Presselin-Arzneimittel), Kaiser-Natron (Holste), Alkali N, Basicin, Bullrich-Salz (ich verwende diese Präparate nur noch sehr selten)
- Durchfall hemmende Medikamente, wie Heilerde oder Infi-Tormentilla-Injektion (Infirmarius-Rovit), Diarrhoesan oder Colinakapseln
- Inficausal-Tropfen (Infirmarius-Rovit) bei Süßigkeitenmißbrauch, Argentum nitricum Similiaplex
- Dolor-Loges bei Kopfschmerzen, ASS-ratiopharm nur bei guter Magenverträglichkeit
- Pascopankreat (alt) oder Infitract bei zu geringer Enzymproduktion der Bauchspeicheldrüse
- Carbo Similiaplex und Quassia Similiaplex bei zu geringer Leber-Galle-Produktion
- Apomorphinum Similiaplex und China Similiaplex (Pascoe) bei Brechreiz und Erbrechen
- Kampfer D 1, vier Tropfen, bei Kollapsneigung auf die Zunge geben

Der Behandlungsraum

Da es sich bei der Colon-Hydro-Therapie um eine doch recht delikate Behandlungsweise handelt, sollte dafür ein abgetrenntes und isoliertes Behandlungszimmer vorhanden sein, damit die Patientin oder der Patient sich so ungezwungen wie möglich fühlen können, am besten mit einer Umkleidemöglichkeit und einer Toilette direkt nebenan. Toilettenabsaugung und -hygiene sind sehr wichtig. Ein Trick gegen die starke Geruchsbelästigung: Schwenken Sie ein brennendes Feuerzeug mehrmals vorsichtig im Raum herum.

Es muß wohl nicht besonders darauf hingewiesen werden, daß neben diesem optimalen äußeren Rahmen entspannende leise Musik wesentlich zu einer ruhigen Atmosphäre beiträgt. Auch eine beruhigende Aussicht durch das Fenster ins Grüne entspannt den Patienten.

Da der Patient häufig nach der CHT fröstelt, sollte die Raumtemperatur etwas höher eingestellt werden. Eine Decke zum Abdecken des Patienten während der Behandlung gegen auftretende Frostgefühle sollte immer bereitliegen. Sorgen Sie dafür, daß der Patient nicht durch die Deckenbeleuchtung geblendet wird.

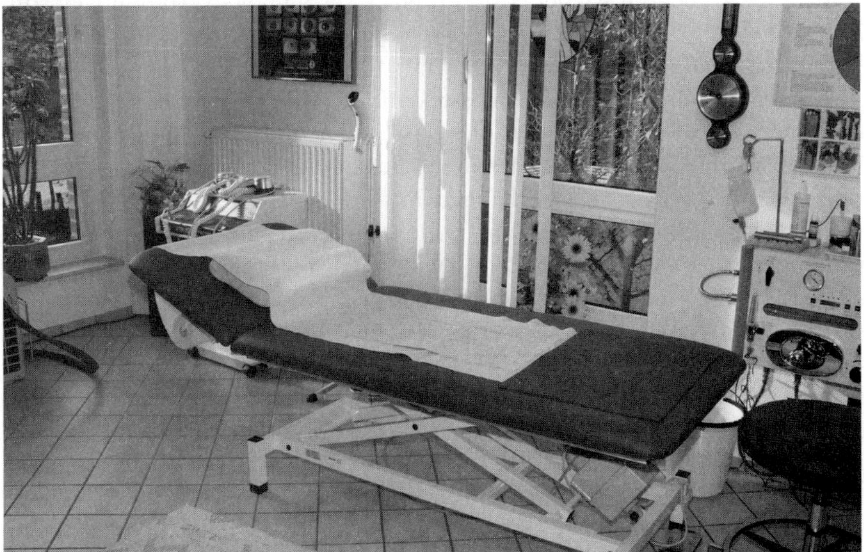

Der Blick ins Grüne hilft dem Patienten sich zu entspannen

Der Behandlungsablauf

Der Patient sollte ohne Termindruck und Streß am besten nach einem Vollbad und anschließender Entspannung oder einer Tasse Baldriantee zum Behandlungstermin erscheinen.

Wenn möglich, sollte der Patient mehrere Äpfel pro Tag essen. Das fördert den Therapieerfolg; bei manchen wird dadurch der Darm angeregt. Auch ein Teller warme Suppe täglich aus etwa 40 g gekeimten Körnern (Dinkel, Roggen, Reis) mit Leinsamen ist angebracht.

Auf der Toilette zieht der Patient sich um. Der untere Körperteil wird entkleidet und ein Colon-Mantel angezogen, so daß der Patient völlig abgedeckt ist. Für warme Füße sorgen; Filzpantoffeln bereitstellen und warme Socken mitbringen lassen.

Die Behandlungsliege ist mit einer Papierabdeckung vorbereitet, ein sauberes, saugfähiges Fließ (Unterlage) wird in Gesäßhöhe auf die Liege gelegt.

Der Patient legt sich seitlich auf die Liege, streckt das untere Bein aus und zieht das obere Bein an. Dadurch wird die Gesäßmuskulatur entspannt.

Das durch Einfetten vorbereitete Spekulum (ein Durchflußröhrchen mit einer Einführhilfe) wird langsam schraubend und saugend in den After eingeführt, das Innenteil wieder entfernt. Die zwei Schlauchverbindungen (für Zu- und Ablauf) werden angeschlossen. Die Wasserzuführung kann auch vorher angeschlossen werden.

Der Patient dreht sich dann in Rückenlage. Auf eine bequeme Lage achten, dann warmes Wasser einlaufen lassen. Die Luft aus dem Abwasserschlauch durch einseitiges Anheben des Schlauchs entfernen.
Der Behandler selbst setzt sich bequem hin und stellt das Colon-Hydro-Gerät abwechselnd auf Spannung (Druck) und Entspannung bei einer Wassertemperatur von 38 °C ein, und zwar 5mal hintereinander. 3- bis 4mal sollte die Wassertemperatur während der Behandlung auf 22 °C eingestellt werden, so daß der Darm auch etwas erregt wird.

Es ist gut, wenn auch der Patient den Abwasserschlauch und das Schauglas sehen kann; er ist meist selbst erstaunt, welche schwarzen, lehmartigen Kotmassen aus seinem Körper entfernt werden.

Ist die Bauchmuskulatur des Patienten entspannt, wird mit der Bauchmassage begonnen. Die Behandlung immer mit warmem Wasser beginnen und beenden. Nach etwa 30 Minuten wird der Vorgang abgeschlossen. Während dieses Zeitraums wird in regelmäßigen Intervallen zwischen Bauchmassage und Entspannung und warmem und weniger warmem Was-

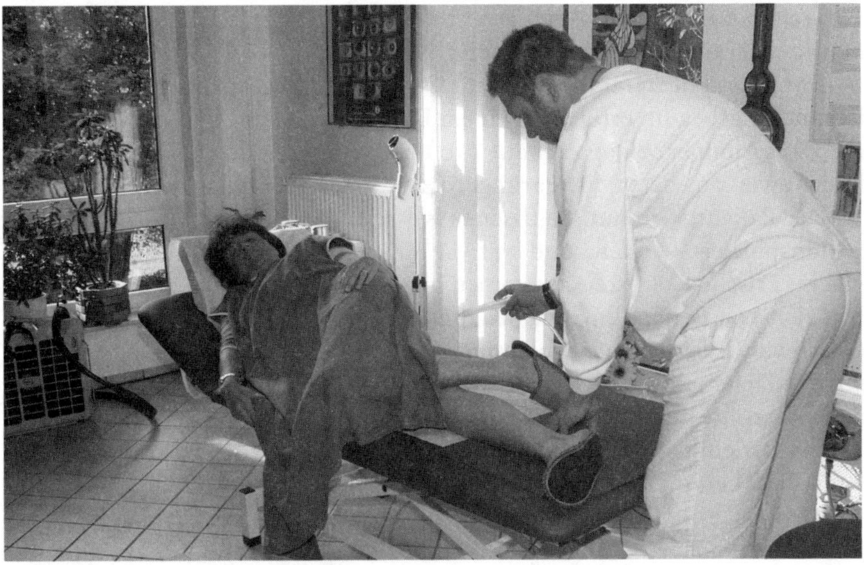

Behandlung mit dem Colon-Hydro-Gerät

ser gewechselt. Das Entlüften des Darms ist so lange durchzuführen, bis der Darm entgast ist. Nach etwa 30 Minuten fließt kaum noch Kot ab. Während der ganzen Zeit wird der Patient von dem unangenehmen, aber nicht schmerzhaften Vorgang abgelenkt. Er kann sich aussprechen, und wir behandeln ihn zusätzlich über das offene Gespräch. Leise, langsame Musik wirkt außerdem entspannend; ein Fenster zum Garten ist optimal.

Nach dem Vorgang dreht sich der Patient zur Seite, das Wasser wird abgestellt und das Spekulum herausgezogen. Spekulum, Einführhilfe, Abwasser- und Zuführschlauch werden kurz gesäubert, wieder verpackt und entsorgt.

Nach der ersten Behandlung spüren manche Patienten einen mehr oder weniger starken Bauchmuskelkater. Das ist normal! Er tritt meist auch nur nach einer Behandlung auf; Ursache ist die ungewohnte Bauchmassage, die im Uhrzeigersinn durchgeführt wird.

Sollten Schleimhautfäden im Schauglas sichtbar werden, ist die Behandlung sofort abzubrechen. Das passiert allerdings fast nie während der 30 Minuten langen Therapie, sondern nur bei zu langer Behandlungsdauer.

Wenn sich sehr alte Reste aus dem Darm lösen, kommt es manchmal zu kurzzeitigen Krämpfen. Auch das ist normal. Im allgemeinen ist die Colon-Hydro-Therapie schmerzfrei und problemlos.

Der Wasserdruck sollte nie mehr als 120 cm Wassersäule betragen. Der Behandlungsbeginn erfolgt bei einem Druck von 40 cm Wassersäule. Steigt der Druck immer schlagartig auf 150 bei Abflußsperrung, so ist das Spekulum zu weit aus dem Mastdarm gerutscht, oder der Schlauch ist geknickt.

Der Patient wird auf die frischen Kotreste, die im relativ klaren Wasser abtransportiert werden, und auf die uralten Schlämme aufmerksam gemacht. Frische Kotreste schwimmen im relativ klaren Wasser, Altlasten färben sich von Behandlung zu Behandlung dunkler. Zum Schluß lösen sich tiefschwarze, lehmartige Schlämme, die nicht wie frischer Kot an der Wasseroberfläche schwimmen, sondern langsam über den Boden von Schlauch und Glasröhre geschoben werden.

Der Patient beobachtet so selbst den Therapieverlauf, erlebt ihn mit und kann die Therapiestadien verfolgen.

Anwender der Colon-Hydro-Therapie sollten, wenn sie nicht ausschließlich selbst die Behandlungen durchführen, sondern damit auch Mitarbeiterinnen und Mitarbeiter betrauen wollen, diese sorgfältig nach deren Einfühlungsvermögen und nach ihrer Einstellung zu dieser Therapie auswählen.

Der Partner des oder der Kranken sollte bei der ersten Behandlung dabei sein, damit er die Veränderungen des Partners oder der Partnerin verstehen und darauf richtig reagieren kann. Darüber hinaus muß er vor allem über die früher oder später während der Behandlungsserie einsetzende Verschlimmerungsphase eingehend informiert sein.

Kontraindikationen

- Colitis ulcerosa in schweren Fällen
- Divertikulitis, besonders bei älteren Menschen
- frische Operationen
- Darmkrebs im Endstadium
- metastasierender Krebs
- Anus praeter (künstlicher Darmausgang)
- Morbus Crohn in schweren Fällen

Komplikationen und ihre Ursachen

- Zu weit herausgezogenes Spekulum: Patienten sollten mit einem Bein auf dem Abflußschlauch liegen, das Spekulum tief einführen. Nur das erste Drittel mit Gleitcreme einschmieren. Das Spekulum sollte gerade im Mastdarm sitzen, auch der Schlauch sollte gerade herausgeführt und im rechten Winkel unter die Wade gelegt werden. Dadurch ist ein optimaler Abfluß gewährleistet
- Zu weit eingeführtes Spekulum: Es entsteht ein Stau; das Spekulum 5–10 mm herausziehen
- Hämorrhoidenschmerzen beim Einführen: kommt nur sehr selten vor Hämorrhoiden treten häufig als Zeichen einer Leberüberlastung in der Verschlimmerungsphase auf. Dann eine Pause von einer Woche einlegen und die Leber mit Hausmann-Komplex Nr. 28, Carduus marianus, sowie Infihepan-Injektionen (Infirmarius-Rovit) behandeln. Eventuell auf die wesentlich dünneren Kinderspekula ausweichen
- Nach Hämorrhoidenoperation ist oft der After zu eng: Abbruch! Oder auf Kinderspekula ausweichen
- Angeborene Afterenge: sehr selten (Kinderspekulum)
- Spekulum saugt sich an der Darmwand fest: etwa 5–10 mm herausziehen
- Zu starke Darmmassage, Spekulum drückt sich wieder heraus: Dies passiert besonders dann, wenn der Darm zu stark mit Faulgasen gefüllt ist. In diesem Fall die ersten 15 Minuten ohne Darmmassage behandeln, bis ein großer Teil der Gase entwichen ist. Wenn dies öfter geschieht, liegt noch ein Nahrungsmittelallergen vor, auf das der Patient verzichten muß, sonst würde der Bauch nicht mehr so blähen
- Spekulum zu stark oder zuwenig mit Gleitcreme eingefettet: Auch wenn es ganz eingefettet ist, kommt es häufig zum Herausdrücken des Spekulums. Wenn das Spekulum mit zuwenig Gleitcreme eingefettet ist, kommt es zu Schmerzen beim Einführen
- Kotsteine versperren das Spekulum: Abbruch! Der Patient geht zur Toilette und wird danach erneut angeschlossen
- Schlauch rutscht vom Spekulum: etwas vom Schlauch abschneiden (bis zur 1. Rille) und dann erneut bis zum Anschlag aufsetzen bzw. 1–2 Rillen mit aufdrücken
- Dem Patienten wird übel:
  Brechreiz: Möglicherweise liegen Verwachsungen im Appendixbereich

vor oder ein starker Zwerchfellhochstand, entgasen!, bis zu 30mal pro Behandlung
Unwohlsein: kommt häufig vor, den Patienten nach der Behandlung im Ruheraum entspannen lassen, Apomorphinum Similiaplex hilft oft;
Brennen im Darm: wird in der Regel bei einer vorhandenen Colitis ulcerosa beobachtet, sehr saure Altlasten passieren die Schleimhaut; es helfen Natron, Lakritze und Ulco-Pasc-Tabletten
Blutdruckabfall: Wir geben 3–4 Tropfen Camphora D 1 auf die Zunge

- Trotz Massage bleibt der Bauch gespannt, es fließen keine Altlasten ab: Hier handelt es sich um Verkrampfungen des Patienten; er wagt nicht sich zu entspannen. Das passiert oft bei Angstpatienten oder Depressiven. Der Partner sollte jeden Tag 10mal mit dem Patienten die Bauchmassage trainieren, wie er es bei der Behandlung gesehen hat. Es wird so lange trainiert, bis während der Bauchmassage die Bauchdecke locker und entspannt bleibt; dann bekommt er einen neuen Termin. 3–5 Äpfel pro Tag lassen den Darminhalt besser abfließen. Auf tierisches Eiweiß sollte verzichtet werden
- Der Behandler sollte jedesmal die Toilette desinfizieren und dies dem Patienten zeigen, damit er sich wenigstens hier entkrampft entlasten kann. Der Patient soll während der Behandlung durch Fragen und Antworten abgelenkt werden, wenn er sich verkrampft
- Bei entzündlichen Darmerkrankungen sollte die Wassertemperatur maximal 34 °C betragen
- Bei Blasenentzündungen und Prostatitis darf nicht auf weniger als 30 °C gefahren werden
- Lassen Sie keine Einwände wie »Auch die gesunde Darmflora wird gestört« zu. Das stimmt nicht. Ständig fließen aus dem letzten Ende des Dünndarms gesunde Bakterien nach und verdoppeln sich alle halbe Stunde. 1–2 Behandlungen mit der CHT pro Woche zerstören keine Darmflora. Und nur in einem gesunden Darmmilieu können sich die richtigen Mikroorganismen vermehren
- Ein ganz wichtiger Punkt: Anfangs erlebt der Behandler häufig einen gespannten Trommelbauch, der erst entgast werden muß, damit er massierbar wird und das Wasser auch weit genug einfließen kann. Der Wasserzufluß wird kurz abgedreht, der Patient dreht sich leicht zur Seite. Der Abwasserschlauch wird ganz kurz (1 mm) vom Spekulum gezogen, und das Gas entweicht aus dem Darm in den Abfluß. Anschließend den Schlauch wieder fest aufs Spekulum aufstecken und weitertherapieren.

Es kann vorkommen, daß dieser Vorgang 10- bis 30mal wiederholt werden muß. Dann kann das Wasser wieder einfließen, und es wird eine erfolgreiche Behandlung. Neu sind die patentierten Entlüftungsventile aus Plastik oder Edelstahl am Gerät; sie verkürzen die Behandlungszeit um etwa 30 %

Problemverschiebungen

Sehr häufig kommt es in der Verschlimmerungsphase zu Problemverschiebungen.

Dr. Reckeweg unterscheidet hier zwischen der regressiven (verschlechternden) und progressiven (verbessernden) Vikaration (Problemveränderung).

Diese Problemverschiebungen verschwinden sehr bald im Verlauf der weiteren Behandlungen.

Gemeinsamkeit macht stark! Bilden Behandler und Patient eine »Symbiose«, ist der Therapieerfolg gesichert.

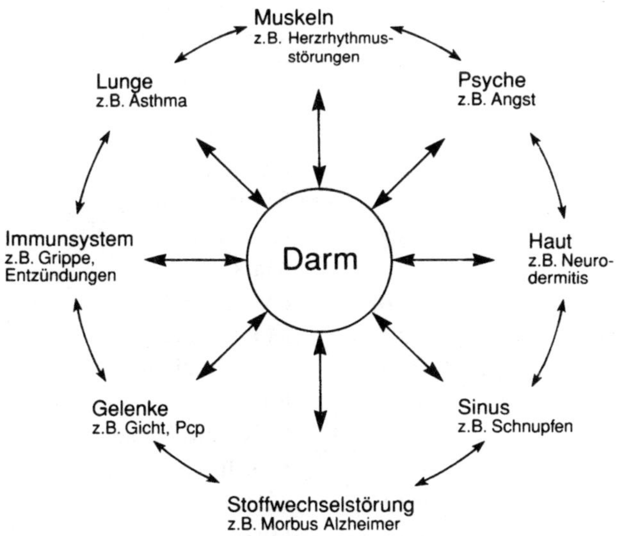

Die Grafik zeigt die verschiedenen Problemverschiebungen

Die richtige Ernährung

An erster Stelle steht das Weglassen der Nahrungsallergene und Unverträglichkeiten, damit kein Pingpongeffekt und kein zu starker Blähbauch entstehen.

Säuren und Säurebildner mit *hohen Minus-Werten* sind die *schlechtesten Nahrungsmittel.*

Basen mit *hohen Plus-Werten* sind die *besten Nahrungsmittel.*

Säuren und Säurebildner

Bucheckern	– 60	Bohnen, gekocht	– 10
Backhefe	– 50	Gerste, geschält	– 10
Fleischextrakt	– 50	Weizengrieß	– 10
Hühnereigelb	– 25	Hühnereiweiß	– 8
Fleisch, frisch	– 24	Weizen, geschält	– 8
Gerstenmehl	– 20	Buchweizen	– 7,2
Handkäse	– 20	Aal	– 7
Linsen	– 18	Margarine	– 7
Reis, natur	– 18	Edamer Käse	– 6
Heringe	– 17	Schweizer Käse	– 6
Quark	– 17	Kabeljau	– 5
Roggenmehl	– 16	Mais	– 5
Schellfisch	– 16	Parmesankäse	– 5
Para-, Erdnüsse	– 15	Magerkäse	– 4,5
Schleie	– 14	Artischocken	– 4
Rosenkohl	– 13	Butter	– 4
Kaviar	– 11	Reis- und Weizenmehl	– 3
Palmin	– 11	Haselnüsse	– 2
Reis, geschält	– 11	Mandeln	– 2
Roggen, geschält	– 11	Hirse	+/–0

Basen und Basenbildner

Kichererbsen	+ 49	Brunnenkresse	+ 5
Oliven	+ 35	Blumenkohl	+ 5
Mohnsamen	+ 31	Bohnen, grün	+ 5
Feigen, getrocknet	+ 28	Chicorée	+ 5
Rettich, schwarz	+ 23	Endiviensalat	+ 5
Löwenzahn	+ 19	Himbeeren	+ 5
Dill	+ 18	Pfirsiche, Pflaumen	+ 5
Hagebutten, getrocknet	+ 15	Blut vom Schwein	+ 4,9
Bohnenkerne, weiß	+ 12	Auberginen	+ 4
Rote-Rüben-Knolle	+ 11	Rettich, weiß	+ 4
Selleriewurzel	+ 11	Weißkohl	+ 4
Rote Bete	+ 11	Birnen, frisch	+ 3,2
Austern	+ 10	Äpfel, getrocknet	+ 3
Karotten	+ 10	Johannisbeeren, schwarz	+ 3
Steckrüben, weiß	+ 10	Kokosnüsse	+ 3
Möhren	+ 9,5	Sahne	+ 3
Kastanien	+ 9,5	Weintrauben	+ 3–6
Lauchknolle	+ 9	Wirsing	+ 3
Zuckerrüben	+ 9	Meerrettich	+ 2,7
Gurken	+ 8	Pilze	+ 2,5
Runkelrüben	+ 8	Erdbeeren	+ 2
Schnittlauch	+ 8	Sauerkirschen	+ 2
Sellerieblätter	+ 8	Kürbis	+ 2
Rinderblut	+ 7,7	Melone	+ 2
Mangold, roh	+ 7,7	Paprika	+ 2
Kartoffeln	+ 7	Spargel	+ 2
Römischer Salat	+ 6,9	Zitrone	+ 2
Brombeeren	+ 6	Schwarzwurzel	+ 1,5
Datteln	+ 6	Heidelbeeren	+ 1,4
Süßkirschen	+ 6	Äpfel, frisch	+ 1
Kohlrabi, Radieschen	+ 6	Johannisbeeren, rot	+ 1
Mirabellen	+ 6	Zwiebel	+ 1
Ananas, Orangen	+ 5	Feldsalat, Kopfsalat	+ 0,7
Bananen	+ 5		

Fruchtsäuren sind im Darm noch sauer, gelten aber als Basenbildner im Körper.

In unserer Praxis darf der Patient während der Therapie-Gesamtdauer keine Milchprodukte zu sich nehmen, z. B. Kefir, Quark, Joghurt, Sauermilch, Milchspeiseeis, Milchsäure.

Ich empfehle den Patienten, die sich richtig ernähren wollen, daß ⅔ der Nahrung basisch sein sollte, ⅓ sauer.

So braucht man auf nichts zu verzichten, und anhand der Tabellen lernt der Patient, was für ihn gut oder schlecht ist.

Entscheidend ist, die Nahrungsmittelallergene, zumindest die Hauptallergene, zu meiden. Dies sind meist Milch, Eier, Fischeiweiß, Milchprodukte, Zitrusfrüchte und Weizen.

Also: Zuerst Nahrungsmittelallergenkarenz, dann erst mit der basischen Kost beginnen. Denn Nahrungsmittelallergene können saure, aber auch basische Lebensmittel sein.

Vollwertkost ist gut, wenn man die Vollkornprodukte ausklammert, die sauer sind. Keimlinge der verschiedenen Getreidesorten sind aber basisch.

Milch, Joghurt, Kefir, Sauermilch und Quark werden prinzipiell vom Speiseplan gestrichen, da fast 90 % meiner Patienten darauf allergisch reagieren. Wegen eines Enzymmangels (Lab und Lactase) kann der erwachsene Mensch Milch meist gar nicht mehr verarbeiten.

Bei Osteoporose und anderen Knochenerkrankungen sollte man auf andere Kalziumträger ausweichen. Nur nicht denaturierte Milch direkt von der Kuh ist basisch; sobald sie erhitzt, pasteurisiert und ultrahocherhitzt wird, ist sie sauer.

Bei allen schweren und chronischen Erkrankungen muß der Patient eine 2- bis 4wöchige Getreidesuppendiät einhalten. Diese wird 3mal täglich verabreicht. Die Getreidemenge (Dinkel, Reis, Hirse, Roggen, Gerste, Hafer, niemals Weizen) sollte bei etwa 100 g liegen.

Der Patient bekommt jetzt wahrscheinlich zum ersten Mal in seinem Leben genügend Ballaststoffe, die sehr wichtig für die Entschlackung von Magen, Dünn- und Dickdarm sind.

Durch das Aufkochen werden eventuelle Allergene vernichtet, und die Suppe wird bekömmlicher. Sie kann mit Suppenwürfeln oder mit Liebstöckel hergestellt werden; Lauch, Petersilie, Schnittlauch, Salbei, Bohnenkraut, Ysop sind in kleinen Mengen erlaubt.

Während der Colon-Hydro-Therapie sollte die Suppe einmal täglich ge-

gessen werden; sie kann dick oder dünn sein, sollte aber immer gut schmecken. Bei verstopften Patienten kann etwas Leinsamen dazugegeben werden.

Ein Verzicht auf Eiweiß empfiehlt sich während der gesamten Behandlungszeit.

Als optimal hat sich eine Suppe aus gekeimtem Getreide erwiesen, das Getreide wird drei Tage lang in Wasser eingelegt, bis es keimt.

Nach der 2- bis 4wöchigen Kur wird der Darm langsam wieder mit Kartoffelgerichten, allergenfreien Salaten und Obst aufgebaut. Jedoch sollte einmal täglich Körnersuppe auch nach der Colon-Hydro-Therapie beibehalten werden.

Auch das Heilfasten in Verbindung mit der CHT hat sich bewährt.

Wenn der Darm zu stark gast, ist keine CHT richtig lohnend. Hier bietet sich das Heilfasten an. Auch beim Roemheld-Syndrom ist das Fasten 1–2 Tage vor jeder Colon-Hydro-Behandlung angebracht.

Immer sollte das Fasten durch viel Trinken unterstützt werden. Es fördert gleichzeitig die Schlackenausschwemmung.

Beziehungen der Colon-Hydro-Therapie zu anderen Therapien

Man kann alle Therapien mit der Colon-Hydro-Therapie (CHT) kombinieren. Die CHT ist eine Basistherapie für fast alle chronischen Krankheiten. Erst nach der Verschlimmerungsphase, oft erst gegen Ende der Behandlung können wir sagen, welche Probleme der Patient noch hat, welche weitere Therapie eingesetzt werden muß.

Dazu folgendes *Beispiel:* Ein Schuldirektor kam zu mir in die Praxis mit Kniegelenkschmerzen und einem Schulter-Arm-Syndrom. Die Harnsäurewerte lagen viel zu hoch.

Die frühere Therapie wäre gewesen: chiropraktische Behandlung der Wirbelsäule, Muskellockerung mittels NPSO (Neue Schmerztherapie) mit Laser, nierentreibende Medikamente, Ernährungsumstellung und Injektionen unter die Kniescheibe (Patella).

Die beim Patienten angewandte heutige Therapie:

- Nach 15 CHT-Behandlungen waren die Knieprobleme und das Schulter-Arm-Syndrom beseitigt. Neu hinzugekommen waren starke Schmerzen im Bereich des Ellenbogens (Epikondylitis)
- Nach drei weiteren CHT-Behandlungen verschwanden auch diese Beschwerden. Die Harnsäurewerte waren wieder normal; Medikamente waren überflüssig
- Zusätzlich bekam er noch eine homöopathische Hochpotenz: Nux vomica C 200

Der Patient ist jetzt wieder leistungsfähig und belastbar wie schon lange nicht mehr. Vor der CHT-Behandlung mußte er ständig allopathische Medikamente nehmen, auf die er jetzt verzichten kann.

CHT und Homöopathie mit Hochpotenzen

Nach der Verschlimmerungsphase wirken Homöopathika im gereinigten Körper sehr gut. Die sonst übliche Verschlimmerung tritt meist nicht auf.

Wir geben hin und wieder noch eine homöopathische Hochpotenz im

Bereich C 30–C 1000. Diese Mittel werden nur nach Austestung eingesetzt und mit den Unterlagen aus dem Kentschen Repertitorium überprüft.

Beispiel
Nach viermonatiger Therapie (Gespräche, Gymnastik und starke allopathische Medikamente) kam eine Angstpatientin zu uns in die Praxis. Nach 25 CHT-Behandlungen und Ausschleichen der Medikamente blieb ein ständiges Zittern der Beine zurück. Da sich dieses Zittern erst im Krankenhaus eingestellt hatte, führten wir das auf die schweren Medikamente zurück. Beide Beine zitterten noch, wenn sie sie übereinanderschlug.

Wir gaben ihr drei Kügelchen Tarantula C 200 (homöopathisches Spinnengift). Am nächsten Tag war das Zittern der Beine beseitigt und ist bis heute, zwei Jahre später, nicht mehr aufgetreten.

CHT und Bioresonanztherapie (BRT)

In vielen Fällen ist die Nachbehandlung diverser Hauterkrankungen angebracht, allerdings erst nach Beendigung der Colon-Hydro-Therapie. Besonders die Behandlung der Nahrungsmittelallergien und deren Desensibilisierung gehört an erster Stelle dazu.

Die Bioresonanztherapie arbeitet mit feinsten elektronischen Schwingungen, ähnlich wie die Hochpotenzhomöopathie. Zudem kann mittels Elektroden, die die Schwingungen vom Gerät zum Patienten übertragen, das letzte noch verbliebene Allergen vernichtet werden. Besonders geeignet bei »Haut«-Patienten (Neurodermitis, Akne, Schuppenflechte).

Nach der erfolgreichen Colon-Hydro-Therapie muß diese zusätzliche Behandlung nur selten durchgeführt werden. Sie ist aber, da der Patient darmgesund ist, von dauerhafter Wirkung. Ohne CHT ist die BRT bei Erwachsenen langfristig selten erfolgreich.

Bei Kindern reicht die Bioresonanztherapie zur Beseitigung von Asthma und Hautproblemen meist aus. Sie haben meist noch keinen degenerierten Darm mit den vielen Kottaschen.*

* Hierzu empfehle ich den im Jopp/Oesch Verlag, Zürich, erschienenen Ratgeber *Bioresonanztherapie – Mit körper- und substanzeigenen Schwingungen heilen* von Reinhold D. Will, 16. Auflage, ISBN 3-0350-5031-7.

CHT und Chiropraktik

Die Chiropraktik ist eine Methode, Verschiebungen an den Gelenken der Wirbelsäule, besonders an den beiden obersten Halswirbeln (Atlas und Axis), durch gezielte Handgriffe zu richten (adjustieren). Tatsächlich können fast alle Gelenke mittels chiropraktischer Griffe entblockt und in die optimale Lage gebracht werden.

Oft entstehen Hüftschiefstand, Halswirbelsäulenschmerzen usw. durch kleinere oder größere Unfälle. Ein Kind fällt zum Beispiel die Treppe hinunter, drei Tage schmerzt der Rücken, dann scheint alles in Ordnung zu sein. Jahre später entsteht ein Rückenschmerz, der nur von Zeit zu Zeit auftritt. Meist reichen bei Kindern 1–2 chiropraktische Behandlungen aus.

Beispiel

Vor vielen Jahren kam eine besorgte Mutter mit ihrem 14 Jahre alten Sohn in die Praxis, der wegen Rückenschmerzen nicht mehr am Schulsport teilnehmen konnte. Ein bekannter Orthopäde hatte einen Hüftschiefstand mit einer 2,5 cm großen Beinlängendifferenz festgestellt. Der Junge bekam die üblichen Einlagen verschrieben, aber die Rückenschmerzen blieben.

Die Röntgenaufnahme zeigte das normale Bild einer Wirbelverschiebung im unteren Lendenwirbelbereich sowie eine Verdrehung des Kreuzbeins. Zwei kurze chiropraktische Griffe in der rechten und linken Seitenlage, und die Beine waren wieder gleich lang. Der Patient stand auf und war schmerzfrei.

Nach Beendigung der Colon-Hydro-Therapie ist im Normalfall nur noch 1–2 chiropraktische Behandlung notwendig, da der gesamte Bandapparat entsäuert wurde und flexibel ist. Dadurch können die einzelnen Wirbel viel stärker belastet werden, ohne daß es zu Schäden kommt. Sie reponieren sich häufig durch die körpereigenen Bewegungen ganz von selbst.

CHT und Komplexmittel

Komplexmittel sind Medikamente, die nicht nur *einen* pflanzlichen oder homöopathischen Wirkstoff besitzen, sondern mehrere. Es wird nicht nur ein krankes Organ mit einem Medikament und seinem Wirkstoff therapiert, sondern das ganze System mit diesem kranken Organ im Zentrum.

Zum Beispiel: Carduus marianus Similiaplex.

Ein Blähbauchpatient bekommt etwa bei der 10. CHT-Behandlung einen extremen Blähbauch mit Zwerchfellhochstand. An subjektiven Beschwerden treten auf: Kurzatmigkeit, Herzbeschwerden durch Roemheld-Syndrom, Darmträgheit, allgemeine Müdigkeit.

Mit der Einnahme des Komplexmittels Lycopodium Similiaplex erreiche ich über folgende Wirkstoffe diese Resultate:

- Lycopodium: entblähend, vermeidet Refluxgastritis
- Carduus marianus: Galleenzym-treibend, verstärkt die Enzymproduktion
- Chelidonium: entblähend
- Hamamelis und Ruta: fördern die Leberdurchblutung
- Sepia, Pulsatilla, Collinsonia: fördern die Beckendurchblutung
- Hydrastis: Stauungsgastritis bei Langmagen

Mit diesem Komplexmittel wird der gesamte Verdauungsapparat behandelt. Verschrieben wird es oft für die Zeit während der Verschlimmerungsphase der CHT.

Andere Komplexmittel, die wir für diese Zeit verwenden, sind:

- bei Rheuma: Rhus toxidendron, Hausmann-Komplex Nr. 103, Rheuma-Loges
- bei Gicht: Colchicum Similiaplex
- bei bakterieller Gastritis: Pascomag-Pulver (Fa. Pascoe), Nux-vomica-Komplex Nr. 38 (Fa. Truw)
- bei Enzymschwäche: Infitract (Infirmarius-Rovit), Pascopankreat, alt
- bei Verstopfung: F. X. Passagesalz, Alumina-Komplex Nr. 46 (Truw)
- bei Herzneurosen: Lycopus-Komplex Nr. 170 (Fa. Nestmann)
- bei Roemheld-Syndrom: Colocynthis-Komplex Nr. 49 (Truw), Karminativum Hetterich
- bei starkem Candidabefall des Darms: Teuto, Bärlauchgranulat (Vorsicht!)
- bei starkem Juckreiz der Haut: Cistus-Canadensis-Similiaplex (Fa. Pascoe)
- bei Depressionen: Psychneurotikum (Fa. Pharmacon), Infidyston als Trinkampulle
- bei Krebs: Gelum-Tropfen (Fa. Dreluso), Mistelinjektionen und SOT
- bei Durchfall: Luvos-Heilerde, Colina, Infi-Tormentilla-Injektion, Veratrum-Komplex Nr. 44 (Fa. Truw)

- bei Kopfschmerz: Dolor-Loges, ASS-ratiopharm
- bei Leistungsschwäche: Anabol-Loges, Vigodana, Vitamin-B-Komplex
- zum Darmmilieuaufbau: Prosymbioflor, Symbioflor 1, Symbioflor 2 oder Paidaflor und Mutaflor, Azidophilis Jura, Biocult comp.

CHT und Psychotherapie

Psychotherapie ist die Behandlung der Seele. Die Naturheilkunde behandelt den Menschen als Einheit von Körper, Geist und Seele. Sie zeichnet sich durch zwei Dinge aus:

- Ursachen- statt Symptombehandlung, z. B. wird das Hautekzem ursächlich über Darm, Leber und Nieren behandelt und nicht mit Hautcremes.
- Ganzheitliche Therapie: Chronische Hauterkrankungen verschlimmern sich immer bei Aufregung, Disstreß, Trauer, Scheidung, Arbeitslosigkeit usw. In Gesprächen während der CHT-Behandlung wird also nicht nur über Diät und gesunde Lebensführung gesprochen, sondern es sollte auch versucht werden, den Patienten soweit zu bringen, daß er sich »die Seele vom Hals spricht«. Hat er familiäre Probleme, kann man eventuell den Ehepartner während oder besser noch nach der Behandlung auf diese Probleme aufmerksam machen. Meist hilft das einfache, ehrliche Gespräch schon, daß der Patient erleichtert ist. Dies ist die eigentliche Schwerstarbeit eines guten Behandlers, das Zuhören; die Gerätebedienung ist nach einer kurzen Einarbeitungszeit sehr einfach.

Nach Beendigung der CHT ist der Patient normal belastbar, psychisch stabil und nervenstärker als zuvor.

CHT und Eigenbluttherapie

Die Colon-Hydro-Therapie ist eine Basistherapie; denn nur ein voll funktionsfähiger Darm und eine optimale Körperfunktion können andere Therapien voll wirksam werden lassen.

Die Eigenblutbehandlung ist eine Umstimmungs- oder Reizkörpertherapie. In den Praxen werden verschiedene Formen angewendet.

Beispiel

Eine Patientin erscheint in der Praxis mit akutem Heuschnupfen. Als Sofort-

hilfe wird eine Eigenblutinjektion durchgeführt. 1 Ampulle Umstimmungsinjektion und/oder 1 Ampulle Engystol (Fa. Heel) werden bereitgelegt. Mit einer Insulinnadel wird 1 ml Venenblut abgenommen. Durch die extrem dünne Nadel werden die Blutkörperchen zerstört, Eiweiß wird freigesetzt. Da es körpereigenes Eiweiß ist, kommt es nicht zur allergischen Reaktion. Der Inhalt der Ampulle(n) wird dazugemischt, die Spritzennadel ausgewechselt und der Inhalt sofort intramuskulär gespritzt. Durch Massieren der Außenhaut wird er gründlich verteilt. Das injizierte Eiweiß und die anderen Reizstoffe bringen das Immunsystem »auf Trab«. Es kommt zu einer Immunreaktion.

CHT und NPSO

Die NPSO (Neue Punktuelle Schmerztherapie nach Rudolf Siener) ist eine neue, noch in Entwicklung und Aufbau befindliche Therapieform, die in meiner Praxis die Akupunktur am Körper, die Neuraltherapie und Reflexzonentherapie fast vollständig verdrängt hat. Ich behaupte, daß viele Operationen an der Wirbelsäule überflüssig wären, wenn alle Therapeuten die CHT und die NPSO beherrschen würden. Zudem ist diese Therapie leicht zu erlernen.

Über die Extremitäten (Füße, Beine, Arme, Hände) werden die zu behandelnden Körperstellen über *energetische Leitlinien* aktiviert. Behandle ich zum Beispiel zwischen den Zehen, lösen sich die Lymphblockaden des LWS-Bereichs auf und fließen ab. Über andere Punkte am Fuß wird nun auch die Muskulatur des LWS-Bereichs gelockert. Dadurch wird der schmerzhafte LWS-Bereich weich und entspannt, Säure fließt ab, und der Patient renkt sich oft schon durch die eigenen Körperbewegungen ein.

Da es bei dieser Therapie häufig zu Erstverschlimmerungen kommt, rechne ich sie zu den Ursachentherapien. Die NPSO wird am Anfang und gegen Ende der Colon-Hydro-Therapie durchgeführt.

Ich benutze die NPSO auch ohne CHT, z. B. in Verbindung mit Chiropraktik. Oft massiere ich die Darmreflexzonen des Beins auch während der Therapie, um Engstellen des Darms zu entspannen. Ohne NPSO ist in meiner Praxis keine Schmerztherapie mehr möglich.

In Verbindung mit der Colon-Hydro-Therapie ist die NPSO besonders bei der Behandlung von vieljährigen Rückenschmerzen ein absoluter Erfolgsgarant.

Bei chronisch degenerativen Erkrankungen wie multiple Sklerose, Krebs usw. sollten die gängigen Therapien (Enzym-, Mistel-, Thymustherapie) parallel durchgeführt werden, und zwar – wenn es erforderlich erscheint – auf mehreren Therapieschienen. Bewährt haben sich bei der multiplen Sklerose zum Beispiel:

- Colon-Hydro-Therapie (CHT)
- Schlangenreintoxine wie Horvi MS 1 und Horvi MS 2
- für die Psyche Bachblüten Rescue 1 oder 2 oder Psychoneuroticum (Pharmacon)
- Hochpotenzen wie Pulsatilla C 200 oder Tigerlilie C 200
- Vitamine und Mineralien, wie B1, B6, B12 (Neuropharm) und Infi-Vitamin-B15-Injektionen (Infirmarius-Rovit), Tohelur I (Truw) sowie Osmo-Presselin
- basische und ballaststoffreiche Ernährung, Infi-Tabacum-Injektionen
- MS-Nosode (Heel), eventuell mit Engystol und Thymuvocal, zusammen mit Eigenblut intramuskulär
- Ausschaltung bzw. Vermeidung der Nahrungsmittelallergene
- NPSO: Anregung von Darm, Niere, Nebenniere und Lymphe
- Symbioselenkung mit der Symbioflor-Reihe
- Eigenurininjektionen intramuskulär und/oder anal
- Auseiterung und Beseitigung aller übrigen Herde, wie Stirnhöhle, Nasennebenhöhle und Zähne
- Ausleitung aller Gifte über die ausgetesteten Nosoden
- schulmedizinisch: Interferon-Injektionen, sie sind sehr teuer (30 Injektionen kosteten 1999 etwa DM 16 000,–), außerdem wird Fremdinterferon sehr schlecht vertragen (Fremdeiweiß). Durch die CHT wird die körpereigene Interferonproduktion wesentlich verbessert

CHT und Neue Lymphtherapie (NLT) mit neuer Faltentherapie nach Ullrich

Mit Hilfe dieser drei Therapien können wir heute viele chronische Schmerzzustände der Knie und des Rückens (des Bewegungsapparats) beseitigen. Man muß nicht mit Arthrose- oder Arthritisschmerzen leben. Wenn der Bandapparat gelockert ist, baut sich auch der Gelenkknorpel wieder auf. Besonders wirksam sind diese drei Behandlungsmethoden bei chronischen Schmerzen älterer Menschen.

Andererseits werden auch angeborene oder erworbene Lipödeme (Aufschwemmungen vom Nabel abwärts bis zum Knöchel) wesentlich gelindert oder ganz beseitigt.

Beispiel

Eine sehr skeptische ältere Dame sollte an einer Hüfte operiert werden. Sie ging aufgrund der Schmerzen bereits in Schonhaltung. Nach der 12. Colon-Hydro-Behandlung setzten zusätzlich noch Schmerzen an der anderen Hüfte ein. Mehrmals wollte sie die Behandlung abbrechen.

Nach der 15. Behandlung begannen wir mit den Zusatzbehandlungen. Nach 25 Colon-Hydro- und 10 Zusatzbehandlungen war sie schmerzfrei. Der Orthopäde stellte beim Betrachten der neuen Röntgenaufnahme fest, daß alles in Ordnung war.

Nachbehandlung bei Nahrungsmittelallergien und -unverträglichkeiten

Auf ein Thema bin ich überhaupt noch nicht eingegangen. Das ist die Abschlußbehandlung. Jeder Darmpatient wird selbst schon bemerkt haben, daß sein Organismus reagiert und sein Gesundheitszustand sich verschlechtert, wenn er bestimmte Lebensmittel zu sich nimmt. Alle Blähbauchpatienten sind auch Nahrungsmittelallergiker, das heißt, es kommt im Darm laufend zu allergisch-entzündlichen Prozessen.

Bei Behandlungsbeginn eine Nahrungsmittelallergie-Testung vorzunehmen, ist sehr wichtig, weil die Beschwerden meist durch eine Vielzahl von komplexen Allergenen, wie Konservierungsstoffe, Gewürze und den verschiedensten Lebensmitteln, verursacht werden.

Wir haben festgestellt, daß nach der Colon-Hydro-Therapie manchmal nur noch ein, maximal zwei Allergene übrig bleiben, die wir als *Hauptallergene* bezeichnen, auf die sich die anderen Allergene nur noch aufpropfen.

Allergene (andersartige Tätigkeit, Fehlfunktion) lösen eine Überempfindlichkeitsreaktion aus. Bei Kontakt mit bestimmten Nahrungsmitteln (z. B. Milch, Eier) reagiert mancher Körper mit krankhaften Erscheinungen. Dabei werden vermehrt Immunglobuline Typ E (IgE) gebildet, und Histamin wird freigesetzt. Es kommt zum allergisch-epigastrischen Syndrom mit den beschriebenen Beschwerdebildern.

Das Einfachste wäre, diese Nahrungsmittel wegzulassen. Aber die wenigsten Patienten kennen ihre Allergene. Sie werden also weiter konsumiert, manchmal wie mit einer Sucht. Die Überempfindlichkeit verschlimmert sich, und nach und nach kommen neue Allergene dazu. Wir nehmen heute an, daß die Allergie über eine chronische Acidose – chronische Reizung – chronische Entzündung entsteht; aber auch Parasiten, Viren oder Bakterien können die Ursache sein.

Zur Feststellung der Nahrungsmittelallergene verwenden wir ein BFD-Testgerät (BFD = bioelektrische Funktionsdiagnose), eine Weiterentwicklung der Elektroakupunktur nach Prof. Dr. Voll.

Der Patient wird also zum Schluß nochmals dem Nahrungsmitteltest unterzogen, um das verbliebene Hauptallergen zu bestimmen. Meist handelt es sich dabei um Fremdeiweiße (Fisch, Schweinefleisch, Milch, Ei), Zitrusfrüchte, Getreidearten, Gewürze und Konservierungsstoffe. Diese Nachbehandlung zur Vernichtung des letzten Allergens ist allerdings nur selten notwendig, etwa bei 10 % aller Patienten.

Nach der Colon-Hydro-Therapie und nach der anschließenden Nahrungsmitteltestung führen wir dann mit dem Patienten ein Abschlußgespräch mit Empfehlungen für die Nachbehandlung. Dabei wird mit ihm besprochen, ob es möglich und ausreichend ist, das fragliche Lebensmittel wegzulassen oder nicht.

Bei Wein zum Beispiel reicht das Weglassen, bei Konservierungsstoffen natürlich nicht, da sie in den meisten Lebensmitteln enthalten sind. Dann empfiehlt sich für eine Nachbehandlung die Desensibilisierung. Das heißt für Behandler und Patient, auf eine andere Therapie umzusteigen und wenn ja, auf welche? Dafür bieten sich an:

Die Homöopathisierung

Nehmen wir das Beispiel *Zitronensäureallergie*. Wir kaufen in der Apotheke 12 10-ml-Tropfflaschen und einen 1/4 Liter 20 %igen Alkohol. Die 12 Tropfflaschen stellen wir geöffnet und sauber in eine Reihe.

In die 1. Flasche geben wir 99 Tropfen Alkohol und dazu 1 Tropfen Zitronensäure. Diese Flasche wird dann verschlossen und 10mal verschüttelt. Sie bekommt das Etikett »Zitronensäure C 1«. Daraus entnehmen wir wieder 1 Tropfen und geben ihn zusammen mit 99 Tropfen Alkohol in die 2. Flasche, die dann wieder verschlossen und 10mal verschüttelt wird. Diese 2. Flasche erhält das Etikett »Zitronensäure C 2« (C = 100).

Entsprechend wird die 3.–12. Flasche verschüttelt, so daß wir schließlich 12 10-ml-Tropfflaschen mit den Etiketten »Zitronensäure C 1 bis C 12« haben.

In der 1. Woche nimmt der Patient dann jeden Tag 6mal 10 Tropfen C 12 auf die Zunge ein, in der 2. Woche jeden Tag 6mal 10 Tropfen C 10, in der 3. Woche jeden Tag 6mal 10 Tropfen C 8 usw.

Bei regelmäßiger Einnahme bis zum Schluß ist das Allergen dann fast immer »gelöscht«. In dieser Zeit muß eine totale Zitronensäurekarenz eingehalten werden.

Die Bioresonanzmethode

Eine andere und etwas schwierigere Nachbehandlungsmöglichkeit ist die Bioresonanzmethode. Der Patient wird über Elektroden an das Bioresonanzgerät, in das das festgestellte Allergen vorher eingebracht wurde, angeschlossen. In 8–12 Sitzungen (eine Behandlung pro Woche) wird der Patient dann gegen das Allergen desensibilisiert (s. Seite 85).

Da durch die vorangegangene Darmreinigung alle Blockaden im Körper des Patienten beseitigt wurden, liegt die Erfolgsquote bei annähernd 90 %.

Auch hier ist in dieser Zeit eine totale Allergenkarenz durchzuhalten.

Erst nach der Colon-Hydro-Therapie und eventueller nachfolgender Desensibilisierung ist der Darmkranke wirklich ohne Beschwerden und im Sinne des Wortes gesund.

Die Behandlungen sind zwar langwierig und teuer, befriedigen aber durch die erzielten Resultate den Therapeuten und helfen den Patienten, ihre oft jahrelangen Beschwerden endlich dauerhaft loszuwerden.

Selbstverständlich sind nicht alle Krankheiten auf Darmerkrankungen zurückzuführen. Aber ein großer Teil der chronischen Krankheiten hat hier seine Ursachen, und weitere Erkrankungen können nur bei Darmgesundheit gelindert oder geheilt werden.

Die Colon-Hydro-Therapie hat neue Wege bei der Behandlung chronischer Krankheiten aufgezeigt. In der heutigen Zeit, da man nicht mehr krank werden darf, weil sonst der Arbeitsplatz gefährdet ist, oder eine Krankheit negative Auswirkungen auf das eigene Geschäft haben kann, muß jeder für seine Gesundheit mehr oder weniger selbst Sorge tragen.

Deshalb ist auch für den Gesunden die CHT eine Vorsorgemaßnahme, auf die nicht verzichtet werden sollte.

Häufige Patientenfragen

Warum darf ich keine Milch- und Sauermilchprodukte einnehmen?

Kuhmilch und deren Sauermilchprodukte gehören zu den gefährlichen Lebensmitteln, die noch verschreibungsfrei erhältlich sind.

Bei vielen Menschen wird das Enzym Lab in zu geringem Maße produziert, auch Lactasemangel ist häufiger, als wir annehmen (der Erwachsene bildet kaum noch Lactase). Hier wird das Milcheiweiß im Dünndarm fermentativ nicht aufgespalten, um zersetzt durch den Dünndarm zu perfundieren, sondern es gelangt unverändert in den Dickdarm. Die Darmflora fast aller Mitteleuropäer ist ganz oder teilweise zerstört. Nach über 36 Stunden Darmpassage fängt das Eiweiß an zu faulen; es entsteht Kadavergift, das hochgiftig ist.

Teilweise werden die Menschen aufgrund der jetzt vorliegenden Immunschwäche (wegen des Milchgenusses) müde; es entstehen Übersensibilität und depressive Phasen bis hin zur Psychose. Andere Menschen reagieren mit Überaktivität darauf, besonders schlanke Menschen, die anlagebedingt schon etwas unter Schilddrüsenüberfunktion leiden.

Zudem verursacht Milch besonders im Posthorn- und Langmagen (Formen bei Magensenkung) eine vermehrte Schleimbildung, die eine Art Säurepuffer darstellt. Milch kann nicht sofort abfließen und wird im Magen sauer. Mittels Schleim wird die Säure abgepuffert.

Jetzt öffnet sich der Magenpförtner nicht mehr optimal, d.h., aufgrund von Anomalien und zu großen Schleimmengen fließt das Produkt Kuhmilch erst verspätet durch den Dünndarm und kann nicht mehr aufgeschlossen werden oder wird erbrochen. Im Dickdarm wird dann sofort aus der vergorenen Milch Leichengift produziert.

Kuhmilch enthält 4mal soviel Kalzium wie Muttermilch. Da dieses Kalzium im Körper nicht verarbeitet werden kann, verstopft es die Lymphgänge, der Körper übersäuert, und letztendlich entstehen Osteoporose und andere Gelenkerkrankungen sowie psychische Störungen.

Zudem wird ein Teil des Kalziums dazu verwendet, überschüssige Säure im Darm zu puffern.

Viele Menschen reagieren auf Kuhmilch mit sofortigem Erbrechen; hier reagiert die Magenschleimhaut schon allergisch. Andere Menschen mögen Kuhmilch und deren Produkte (Kefir, Quark, Sauermilch, Joghurt usw.) nicht; deren Magen ist gesund und reagiert noch richtig.

Alle Hautpatienten leiden, wie sich in meiner Praxis herausgestellt hat, unter Milchallergie und Milchunverträglichkeiten. Dazu gehören nachweislich: Neurodermitis, seborrhoisches Ekzem, Schuppenflechte, Lichen ruber, Akne und Nesselsucht.

30 % der Kinder sind bei der Geburt bereits Allergiker. Die Mutter ernährt ihr Kind im Mutterleib mit. Wenn sie Milch oder Sauermilchprodukte zu sich nimmt, wird ihr ungeborenes Kind oft schon krank. Erst mit dem 9. Lebensmonat sind Darmzotten und Darmflora so ausgebildet, daß sie Fremdeiweiß vertragen können. Muttermilch ist durch nichts zu ersetzen.

Kuhmilch und Sauermilchprodukte, H-Milch, gekochte Milch, ultrahocherhitzte Milch, Biojoghurt, Zaziki, Sauermilch, Dickmilch, Milchspeiseeis und Dressing sind im allgemeinen schädlich; frische Stutenmilch, Ziegenmilch, Sahne, Butter und Käse sind für etwa 70 % aller Menschen verträglich.

Ich nehme die Pille und möchte sie auch weiterhin einnehmen. Kann mir die CHT dabei schaden, kann es zur Wirkungsunterbrechung kommen?

Normalerweise nicht, da die Pille, der Ovulationshemmer, schon im Dünndarm resorbiert wird. Vorsichtshalber sollten Sie die tägliche Pille aber erst nach der CHT einnehmen. Mir sind keine Komplikationen bekannt.

Davon abgesehen sollten Sie sich überlegen, ob Sie die Pille nicht doch durch andere Verhütungsmittel ersetzen. Sie wirkt auf unerwünschtes Zellwachstum wie Dünger. Es wurde festgestellt, daß bei Frauen, die nur kurzzeitig (½ Jahr) die Pille nahmen, die Häufigkeit des Tumorwachstums um das 7fache erhöht war.

Ich bin schwanger, kann ich die Colon-Hydro-Therapie weiterführen?

Wir hatten eine Patientin, die mit 34 Jahren unter einer Polyarthritis besonders in den kleinen Fingergelenken litt. Es lagen schwere Darmverpilzungen, eine starke Darmdysbiose und ständig geschwollene, in ihrer Bewegung eingeschränkte Finger vor. Sie konnte sie nicht mehr strecken und nicht mehr zu einer Faust ballen. Zudem hatte sie schon zwei Fehlgeburten, bevor sie die Therapie begann.

Nach der 18. Behandlung stellte sich heraus, daß sie schwanger war. Wir haben die CHT auf eigenen Wunsch vorsichtig weitergeführt bis zum fünften Monat, allerdings ohne Bauchmassage, dann erst abgebrochen, da sie jetzt relativ gesund war. Wir waren der Meinung, daß nur in einem gesunden Körper eine gesunde Frucht reifen kann. Übrigens: Sie ist stolze Mutter eines gesunden Jungen geworden, die Geburt war komplikationslos.

Wie kann ich die CHT über die Ernährung unterstützen?

Es gibt verschiedenste Möglichkeiten, und viele Patienten schwören auf ihre eigene Methode.

Eine Patientin, die unter Psoriasis litt, »erfand« die Apfeldiät. Sie ließ von Anfang an die im BFD-Test ermittelten Allergene weg, aber seit sie 2–3 Tage vor der CHT nur noch Äpfel aß, wurde der Darm viel besser entleert, d. h., es entstanden kaum noch Blähungen, Wasser konnte sofort tiefer in den Darm einfließen, und dadurch konnte bei jeder Behandlung viel mehr alter Kot entfernt werden. So wurde die Therapiezeit verkürzt und die Behandlung preiswerter. Äpfel enthalten einen hohen Anteil an Pektin, das den Magen füllt und den Hunger stillt. Dadurch kommt es auch zu einer geringeren Fäulnisbildung mit den bekannten Gasproblemen.

Anderen Patienten, besonders Menschen mit pyknischer Statur (gedrungen und zu Verstopfung neigend), empfehle ich, sich 2–3 Tage vor der CHT nur noch mit einer schmackhaften Suppe aus gekeimtem Getreide zu ernähren. Die Körner werden 3–5 Tage gewässert, bis sie zu keimen anfangen. Sodann wird eine Suppe mit Brühwürfeln oder besser mit Liebstöckelkraut und anderen Gewürzen ohne Porree, Zwiebeln und Knoblauch hergestellt. Auf den Genuß von Lauchgemüse entsteht häufig starke, unerwünschte Gasbildung. Die Ballaststoffe der Körnerschalen reinigen den Darm und führen über eine verbesserte Peristaltik letztlich zum erfolgreichen CHT-Ergebnis. Kohl und Zwiebelgewächse sind zu meiden.

Bewährt hat sich bei schlanken Menschen auch die Fastenkur, bei der nur getrunken werden darf. Wenn man die ersten drei Hungertage überwunden hat, geht es ganz gut; 2–4 Wochen sollte diese Kur dauern.

Während der CHT sollte 1–2 Tage vor der Behandlung immer gefastet werden. Die Trinkmenge beträgt 3–4 Liter täglich, und zwar mineralarmes Wasser, Gemüsesäfte, koffeinfreier Kaffee oder Kräutertee.

Wie viele ältere Patienten leide ich unter Divertikeln und Divertikulitis. Kann die CHT trotzdem durchgeführt werden?

Divertikel sind Darmausstülpungen, die durch langjährige Blähsucht entstehen und im Dünn- und Dickdarm vorkommen. In diesen Ausstülpungen ist die Darmwand wie bei einem Fahrradschlauch dünner als üblich. Selbstverständlich kann man hier die Colon-Hydro-Therapie durchführen, da der Wasserdruck von 0,4–1,2 m/WS (Meter/Wassersäule) geringer ist als der Gasdruck dieser Patienten im Darm.

Die Ernährung sollte nicht aus Körnern, sondern aus faserreichen Ballaststoffen bestehen, wie z. B. Schwarzwurzeln, Spargel, Apfelsinen.

Kann die Darmbehandlung die angegebenen 30–40 Behandlungen überschreiten?

Wir haben festgestellt, daß, wenn eine Hauterkrankung als Verschlimmerung entsteht oder eine solche früher bestand, mindestens 40 Behandlungen notwendig sind.

Falls in einem Stadium starke Vergeßlichkeit oder eine gravierende Beeinträchtigung des Kurzzeitgedächtnisses eintritt, sollten etwa 60 Behandlungen durchgeführt werden, da dann der Patient Anlagen zur Erkrankung an Alzheimer hat.

Meistens liegen aber bei Überschreitung der normalen Behandlungsdauer mehr oder weniger starke Darmanomalien oder Verlagerungen vor, wie Verwachsungen, Stenosen, zu langer Darm, Ausfall von Darmnerven, die für die Peristaltik zuständig sind, Senkungen.

Ab welchem Alter kann bei meinem Kind die Colon-Hydro-Therapie durchgeführt werden?

Prinzipiell ab dem 6.–8. Lebensjahr. Verwendet wird dann das Kinderspekulum, ein Einsatz mit geringerem Durchmesser. Je nach Erkrankung (Asthma, Neurodermitis, Hyperaktivität) reichen oft eine allergenfreie Kost, Nahrungsumstellung, Immunstimulierung mit Eigenblut und Eigenurin i.m. oder anal und Symbioselenkung aus. Auch die Bioresonanztherapie ist bei Kindern ohne CHT häufig langfristig erfolgreich.

Kinder sind, wenn sie richtig motiviert werden, besonders dankbare CHT-Patienten. Bei Kindern kommt es im Verlaufe der Therapie zur Verschlimmerung. Die Mutter sollte während der Therapie ständigen Körperkontakt herstellen (Händchen halten), um Streß und Angst abzubauen.

Die Dauer der CHT bei Kindern liegt bei Neurodermitis und Hyperaktivität meist bei 20–30 Behandlungen; die Verschlimmerungsphase liegt zwischen der 8. und 16. Behandlung.

Wird die Darmflora während der Behandlung nicht zerstört?

Eine gesunde Darmflora braucht keine Colon-Hydro-Behandlung, nur eine nicht intakte, nicht richtig funktionierende Darmflora braucht eine. Mit der CHT wird die zerstörte Darmflora regeneriert.

Im letzten Meter des Dünndarms herrscht die Dickdarmflora. Hier werden also ständig die richtigen Bakterien in den Dickdarm gespült. Nur wenn das Dickdarmmilieu stimmt, vermehren sich die richtigen Darmsymbionten.

Häufig ist auch die Dünndarmflora gestört. Deshalb gebe ich keine Medikamente mit dem Darmspülgerät (anal), sondern nur durch den Mund (oral).

Der Darmaufbau mittels Darmsymbionten wird in unserer Praxis noch häufig durchgeführt. Meist geben wir bei ballaststoffreicher und allergenfreier Kost gegen Ende der CHT die Symbioflor-Reihe. Wenn der Bauch danach wieder verstärkt bläht, hat sie zu früh eingesetzt. Die Medikamente werden im Kühlschrank gelagert, und die Colon-Hydro-Therapie wird fortgesetzt.

Vier Wochen später probieren wir es wieder. Wenn der Bauch nach Einnahme von Prosymbioflor, Symbioflor 1 und Symbioflor 2 nicht bläht, kann die CHT beendet werden.

Manche Patienten, besonders diejenigen mit dauernder Verstopfung, bekommen die Symbioflor-Reihe 3- bis 4mal hintereinander. Und der Erfolg gibt mir erneut recht.

Was kann ich tun, wenn der Bauch während der Therapie extrem bläht, so daß keine vernünftige CHT möglich ist?

Hier gibt es manchmal Therapieausreißer. Der Patient muß konsequent alle Nahrungsmittelallergene weglassen und zwei Tage vor der Colon-Hydro-Behandlung fasten. Karminativa (entblähende Medikamente) einsetzen, z.B. Karminativum Hetterich, Pascopankreat Novo, Carbo Similiaplex (Fa. Pascoe), Colocynthis Komplex Nr. 49 (Fa. Truw), besonders für Kinder geeignet.

3mal täglich einen Tee aus Kümmel-, Fenchel- und Anissamen trinken. Bei Magenanomalien Schleimbildner (Milchprodukte, Süßigkeiten, Eis) vermeiden.

Zu Beginn der CHT 20- bis 30mal entgasen, bis kein Gas mehr abfließt. Eine Möglichkeit ist der Einsatz der neuen Entgasungsventile, die am Gerät montiert werden und die Behandlung beschleunigen.

Steht das eingesetzte Kapital in gesundem Verhältnis zum Erfolg? Ist die Erfolgsrate wirklich so hoch?

Das sind begründete Fragen, und der Patient hat ein Recht auf eine ehrliche Antwort.

In meiner Praxis liegt die Erfolgsrate bei etwa 90 %; die restlichen 10 % sind Therapieausreißer:

- Abbrüche auf Anraten Uninformierter, aus finanziellen Gründen, aus Umzugsgründen und aus Angst vor der Verschlimmerung.
- Bei fünf Patienten konnte die CHT nicht durchgeführt werden, weil der Bauch zu stark blähte. Teilweise wurde 50- bis 60mal entlüftet, und es war kein Ende abzusehen. Fast immer kamen Diätfehler des Patienten hinzu. Man sollte sich frühzeitig von diesen Patienten trennen; so grausam es klingt: Sie sind noch nicht krank genug.
- Bei einer einzigen Patientin zwischen 1990 und 1995 lag tatsächlich eine teilweise psychisch bedingte Ursache vor: Sie hat »Asthma«.
- In wenigen Fällen (bisher 9 in meiner Praxis) war bei der CHT einfach kein Durchkommen; es ging nicht weiter. An irgendeiner Stelle im Darm entstand ein Stau, es löste sich nichts mehr. Ich ließ den Darm mit Kontrastmitteln röntgen, und der Röntgenologe meinte jedesmal: Alles in Ordnung. Aber eine auf Darmprobleme spezialisierte Klinik hatte 7mal operieren müssen. Ein halbes Jahr später konnte bei den meisten die Colon-Hydro-Therapie erfolgreich fortgesetzt und beendet werden. In der Mehrzahl der Fälle reicht es allerdings aus, die CHT 4–6 Wochen auszusetzen und dann weiterzumachen.

Zum Thema Erfolgsrate: Das Wort muß genau interpretiert werden. Erfolg ist, wenn das Asthma verschwunden ist und die Neurodermitis nicht mehr sichtbar ist und auch nicht mehr auftritt. Erfolg ist aber auch, wenn ich eine multiple Sklerose stoppen und 20 % verbessern kann, ohne daß es zu einem neuen Schub kommt.

Ich habe gehört, daß einige wenige Behandlungen schon ausreichend sind, sonst wird der Darm oder die Darmflora zerstört.

Immer wieder hören wir diesen Unsinn. In Selbstversuchen haben wir festgestellt, daß 120 Behandlungen 1- oder 2mal pro Woche durchgeführt, weder die Darmflora zerstören, die vorher ohnehin schon zerstört war, noch in irgendeiner Form schädlich sind, oder abhängig machen, sondern lediglich heilen.

Amerikanische Kliniken verordnen 10 oder 20 Behandlungen, und das an jedem Arbeitstag hintereinander. Das hat sich in unserer Praxis nicht bewährt. 1–2 Behandlungen pro Woche sind optimal. Bei Patienten, die teilweise aus dem Ausland anreisen und sich hier im Urlaub therapieren lassen, setze ich auch an jedem zweiten Tag eine CHT an. Mindestens ein Tag zur Darmerholung sollte aber zwischen den Behandlungen liegen.

Wir hören immer wieder von Patienten, die bei ihrem Heilpraktiker nur 3–4 Behandlungen, teils 6–8 Behandlungen, teils 8–10 Behandlungen oder 10 Behandlungen und nach einem halben Jahr wieder 10 Behandlungen durchführen lassen.

Immer wieder höre ich von der zerstörerischen Wirkung auf die Darmflora oder aber, daß diese vielen Behandlungen nur Geldscheffelei seien. Lieber Patient, meiden Sie diese Therapeuten, oder klären Sie sie auf. Sie haben nichts von der Verschlimmerungsphase, ohne die keine Heilung möglich ist, gehört. Chronische Krankheiten sind unheilbare Krankheiten; akute Krankheiten sind heilbare Krankheiten, also lautet der Umkehrschluß: Wenn die chronische Krankheit heilbar werden soll, dann nur über das Akutstadium, und das ist die Verschlimmerungsphase. Möglicherweise ist der Therapeut auch nicht von der CHT überzeugt, denn nach nur wenigen Behandlungen tritt ja auch fast nie eine Heilung ein, manchmal aber schon eine Besserung.

Andererseits kenne ich Colon-Hydro-Therapeuten, die behaupten, daß sie Patienten nicht überzeugen können, mehr als 10 oder 12 Behandlungen zu bezahlen. Einige Privatkassen lehnen diese Behandlung generell ab.

Vielleicht hat auch der eine oder andere Therapeut Angst vor der Verschlimmerungsphase oder fürchtet, daß die Therapie länger dauert als angenommen. Die Führung des Patienten durch die CH-Therapie kostet viel Kraft, Energie und persönliches Engagement.

Unter den vielen Patienten mit ca. 17000 Therapien, die wir bis 1999 durchgeführt haben, waren nur drei Patienten, alle um die 50 Jahre alt, mit

7–9 Behandlungen. Hier kam es schon beim 4./5. Mal zur Verschlimmerungsphase.

Ein Vorschlag für Therapeuten – falls die Therapie länger dauern sollte als angenommen: Reduzieren Sie den Preis, handeln Sie dies vielleicht vorher schon aus, und entlassen Sie den Patienten nicht aus der Behandlung, bevor er nicht völlig auskuriert und genesen ist. Denn so etwas bringt unsere wirkungsvolle Therapie in Verruf. Lassen Sie sich auch nicht von nichtinformierten Medizinern und Neidern von dem richtigen Weg abbringen.

Anfang 1995 brachte mir ein Patient eine Zeitschrift mit, »Natur + Heilen«, eine Monatszeitschrift für gesundes Leben vom Februar 1995. Hier kommt Dr. med. Thomas Schulz-Wittner parallel zu mir zu ganz ähnlichen Ergebnissen. Er führt meist 50–100 Behandlungen durch. Denn die CHT ist unter fachkundiger Aufsicht eine vollkommen risikolose Therapie mit meist überzeugendem Erfolg.

In unserer Praxis liegt bei 20 % der Patienten die Behandlungshäufigkeit zwischen 10 und 20; bei 60 % zwischen 20 und 50 Behandlungen. Der Rest liegt darüber, oder es handelt sich um Therapieabbrüche, die leider immer wieder vorkommen.

Überzeugend ist eine Methode, die sich bei schwer zu überzeugenden Patienten durchgesetzt hat. (Vor der Macht der Schulmedizin dürfen wir nicht kapitulieren.)

Viele Patienten, die chronisch und unheilbar krank sind, werden gebeten, nach ihrer Genesung einen oder zwei Patienten, die ähnliche Probleme haben, Pate zu stehen. Wir haben bisher noch keine Absage bekommen, und für viele der ehemals Kranken ist es eine tiefe Befriedigung, einem »Leidensgenossen« mit Rat und Tat beiseite stehen zu dürfen. Sie schildern ihre Problematik, machen auf die Verschlimmerungsphase aufmerksam, zeigen auf, wie sie die teilweise doch anstrengende Therapie überstanden haben und wie sie sich heute fühlen. Dabei werden die klinischen Berichte vorgezeigt und der eigene Leidensweg beschrieben. Dies gibt dem neuen Patienten Mut und Hoffnung.

Wie lange dauert denn eine einzelne Behandlung?

Meiner Erfahrung nach liegt die optimale Behandlungszeit zwischen 20 und 60 Minuten. Eine intensive Behandlung von mehr als einer Stunde ist abzulehnen.

Ich hatte einmal eine Patientin, bei der sich schon nach 20 Minuten saubere, intakte Schleimhautfäden lösten; in diesem Fall ist sofort abzubrechen.

Bei intensiver Behandlung (3mal kaltes Wasser, 30mal entlüften, 5- bis 10mal Darmmassage) haben sich nach 25 Minuten schon so viele Schlacken gelöst und sind abgeflossen, daß der Patient häufig schon müde darum bittet, aufzuhören.

Andererseits dauert es immer etwas länger, bis sich endlich der jahrealte Kot löst, so daß dann ein Patient schon 45 Minuten am Gerät angeschlossen sein kann.

Bei Patienten, die ihr Nahrungsallergen bewußt oder unbewußt zu sich genommen haben und bei denen der Trommelbauch extrem bläht, müssen wir bis 50mal nur entlüften (1 Stunde), bis der alte Kot abfließt.

Ist die Therapie schmerzhaft?

Im Normalfall ist sie schmerzlos. Der kritische Punkt ist das Einführen des richtigen Spekulums. Besonders bei der ersten Behandlung ist man noch etwas verkrampft. Bei manchen Patienten mit Hämorrhoiden, Colitis ulcerosa, Fissuren oder zu engem After muß auf das Kinderspekulum ausgewichen werden.

Besonders gegen Ende der Therapie werden die ältesten Schlacken von der Darmwand gelöst. Dabei kommt es häufig zu kurzzeitigen, 3–4 Sekunden dauernden Krämpfen, die sofort verschwinden, wenn die Schlacken abfließen.

Therapiekonzepte anhand von typischen Fallbeispielen

Fall 1 Frau D. Kr., 30 Jahre alt

Erkrankung: Nahrungsmittelallergie und -intoleranz

Beschwerden: Durchfall mit wäßrigem Stuhl, nach fast allen Nahrungsmitteln.

Schulmedizinische Therapie: Immodium, ohne jeden Erfolg.

Naturheilkundliche Therapie: Nachdem Ihr Internist sagte: »Mit diesem Problem müssen Sie leben und gehen Sie nicht zum Heilpraktiker«, ging Sie zum Heilpraktiker. Wir stellten im BFD-Test eine Nahrungsmittelallergie bzw. Intoleranz auf 25 verschiedene Lebensmittel fest. Sie reagierte besonders auf Milchprodukte und Mineralwasser, so daß Sie an ihrem Arbeitsplatz in Düsseldorf aufgrund der Wasserqualität keinen Kaffee trinken konnte. An Urlaub war nicht zu denken.

1993 begannen wir mit der CHT. Nach 25 Behandlungen ist sie bis heute beschwerdefrei. Sie verzichtet allerdings ihr Leben lang bewußt auf Kuhmilch und Sauermilchprodukte und braucht ansonsten keine Medikamente. Aus ihrem ersten Urlaubsort (Malta) bekam ich eine Ansichtskarte. Sie erholt sich ausgezeichnet.

Fall 2 Herr U. G., 21 Jahre alt

Erkrankung: Heroinsucht.

Beschwerden: Der Patient brauchte für seine Sucht etwa € 150,– pro Tag. Seine Eltern konnten dies nicht mehr finanzieren.

Schulmedizinische Therapie: Methadonkur und Kodeinkur, ohne jeden Erfolg.

Naturheilkundliche Therapie: Als Herr G. mit seiner Mutter zu mir kam, waren beide hoffnungslos. Wir waren der letzte Stohhalm.

Bei der Untersuchung stellten wir mehrere Nahrungsmittelunverträglichkeiten fest, z. B. auf Kuhmilch und Sauermilchprodukte. Diese wurden weggelassen. Es kam wie bei allen Süchtigen die Ausleitungstherapie CHT zum Einsatz. Aber wie sollten wir diesen labilen, jungen Mann durch die Verschlimmerungsphase bringen, ohne daß er rückfällig wurde? Eine neue Methode wurde geboren: Nach der 8. CHT begannen reißende Gliederschmerzen. Jetzt ließen wir bei jeder CHT zusätzlich Heroin über das Bioresonanzgerät direkt mit einschwingen. Wie gesagt, nur die feinen Schwingungen. Nach der 11. CHT hörten die Gliederschmerzen auf, er bekam Durchfall und Erbrechen. Jetzt ließen wir ein Präparat, das Nux vomica enthielt, mit einschwingen. Nach der 13. Behandlung war die Phase vorbei. Ohne den Einsatz der Bioresonanztherapie hätte er die Verschlimmerungsphase wohl nicht geschafft. Nach 15 Behandlungen wurde der Patient entlassen mit der Order, seinen Bekanntenkreis völlig auszutauschen. So erfolgreich kann ein Zusammenspiel von Bioresonanztherapie und Colon-Hydro-Therapie sein.

Fall 3 Herr St. B., 22 Jahre alt

Erkrankung: Herzrhythmusstörungen, Akne.

Beschwerden: starke Herzrhythmusstörungen, besonders beim Sport. Er mußte jeglichen Sport aufgeben und hatte selbst in Ruhezeiten noch Rhythmusstörungen. Zusätzlich entstellte eine schwere Akne mit blauroten Schwellungen Gesicht und Rücken.

Schulmedizinische Therapie: Rythmonorn 150, Parenterol, Mutaflor, Adiclair.

Naturheilkundliche Therapie: Weglassen der Nahrungsallergene und Unverträglichkeiten von Kuhmilch, Sauermilchprodukten, Schokolade, Nüssen, Zitrusfrüchten. Mit dem Entfernen von Amalgam aus dem Gebiß wurden die Immunblockaden gelöst. Mittels Nosoden wurden die Amalgamrückstände aus dem Körper ausgeleitet.

Da wir eine starke Colon-Candidose feststellten, wurde die CHT eingesetzt. Nach ca. 40 Behandlungen war die Akne zu 80 % abgeklungen und die Herzrhythmusstörungen beseitigt. Nach weiteren 47 Behandlungen war das Gesicht sauber und der Patient gesund. Gegen Ende der Behandlung bekam der Patient noch Parenterol und Mutaflor. Sicher ist sicher.

Sechs Monate später traf ich ihn wieder, und er erzählte mir folgendes: »Ich war wegen einer Grippe bei meinem Internisten und erzählte ihm beiläufig, daß die Herzrhythmusstörungen von einem Heilpraktiker beseitigt worden seien. Die Antwort des »Internisten« lautete: »Um Gottes willen, bei einem Heilpraktiker, vielleicht haben Sie ihre Herzrhythmusstörungen gebraucht, und was nun?« Wir haben beide kräftig gelacht. Der Patient spielt heute wieder Fußball.

Fall 4 Frau B., 45 Jahre alt

Erkrankung: Kniegelenksbeschwerden mit Meniskusschaden.

Beschwerden: Operationstermin stand schon fest. Als passionierte Radfahrerin sollte sie ihren Sport aufgeben. Bergab konnte sie kaum noch gehen.

Schulmedizinische Therapie: Operation am Meniskus, innen.

Naturheilkundliche Therapie: In keinem Land der Erde wird so flink operiert wie in Deutschland.

Wir stellten eine Nahrungsmittelunverträglichkeit auf Kuhmilch, Sauermilchprodukte und Thymian fest, des weiteren harnsaure Ablagerungen in allen Gelenken (Gicht).

Wir setzten 30–40 Colon-Hydro-Behandlungen an, die wir immer 2mal pro Woche durchführten, und verordneten während dieser Zeit Colchicum Similiaplex (Fa. Pascoe). Nach der 8. und der 30. Behandlung kam es zu drastischen Verschlimmerungen mit zeitweise extremen Schmerzen in beiden Kniegelenken. Ohne CHT hätte wir Restructa forte mit Procain unter die Kniescheibe und Vitamin B12, B15 und Ney Arthros i.m. gespritzt.

Aber nach der 35. Behandlung waren diese Probleme beseitigt. Insgesamt führten wir 40 CHT durch.

Der Operationstermin wurde abgesagt, es gab keine Schmerzen und Bewegungseinschränkungen mehr. Gegen Ende der CHT wurden noch zwei chiropraktische Behandlungen durchgeführt. Damit war der Fall vergessen.

Fall 5 Herr J. K., 69 Jahre alt

Erkrankung: 1993 wurde operativ ein Blasenkarzinom entfernt.

Beschwerden: Darmblähungen, Colon-Candidose, Krebsangst, Müdigkeit, Tagesschläfrigkeit.

Schulmedizinische Therapie: keine.

Naturheilkundliche Therapie: Nahrungsmittelunverträglichkeiten auf Kuhmilch, Sauermilchprodukte, Knoblauch, Zwiebeln und Weizen.

Chronische Sinusitis axillaris und frontalis mit Blockaden durch Streptokokkentoxine und Antibiotikatoxine, namens Streptomycin. Streptomycin ist seit 1982 in den USA aufgrund von Gesundheitsschäden verboten. Bei uns wird dieses Antibiotikum immer noch unter Phantasienamen verordnet. Bei rund 95 % aller Asthmatiker und Heuschnupfenpatienten liegt die Mitursache in dem unverantwortlichen Einsatz dieses Antibiotikums. Streptomycin führt nach Einnahme immer zu Dauerschäden. Im BFD-Test ist es einfach zu ermitteln.

Der biologische Index im BFD-Test lag bei D 35. Bei Krebs und anderen tödlich endenden Krankheiten ist der entscheidende Index D 21. Liegt er darüber, kann die Erkrankung höchstens gelindert, nie geheilt werden. Liegt der Index darunter, ist die schwere Krankheit mit der richtigen Therapie heilbar. Beim biologischen Index über D 21 liegen bei Krebs häufig Metastasen vor. Wird der Patient trotzdem, z. B. mittels CHT, therapiert, kommt das Ende oft schneller als üblich. Denn über die Reinigung des Lymphsystems kommt es zur Verteilung der Metastasen im ganzen Körper.

Dieser Patient hatte Glück, sein biologischer Index verbesserte sich nach nur 22 Colon-Hydro-Behandlungen auf D 31. Nach der Verschlimmerungsphase bekam der Patient mehrmals Sticks mit Nasenreflexöl in die Nase sowie Streptokokken- und Streptomycinnosoden, bis der chronische Entzündungsherd beseitigt war.

Übrigens: Seine Haare wuchsen allgemein kräftiger. Der Bauch bläht nicht mehr, und der Patient ist so agil wie lange nicht mehr.

Fall 6 Frau S. G.-K., 30 Jahre alt

Erkrankung: Allergie auf unechten Schmuck, Akne pustulosa und papulosa an Gesicht, Rücken und Dekolleté, Schulter-Arm-Syndrom, Fettleibigkeit und stark erhöhte Leberwerte. Sie litt unter einer Diarrhö mit dreimaligem Stuhlgang pro Tag, unter einem stark geblähten Bauch, Migräne und Depressionen.

Schulmedizinische Therapie: Gesprächstherapien, Schmerzmittel.

Naturheilkundliche Therapie: Nahrungsmittelunverträglichkeit auf Kuhmilchprodukte, Schokolade, Nüsse und Wein. Ausgeprägte Intestinalmykose (Darmverpilzung).

Ausgetestete Medikamente waren Pascopankreat (Fa. Pascoe, alt) und Infihepan-Injektion (Fa. Infirmarius-Rovit), 1mal pro Woche. Es wurden 19 CHT durchgeführt. Sie war noch nicht austherapiert, aber der Patientin genügte der jetzt schon sichtbare Erfolg. Die Akne war zu 70 % verschwunden, an Gewicht hatte sie 14 kg abgenommen, die Leberwerte waren völlig normal. Nach chiropraktischer Behandlung war das Schulter-Arm-Syndrom beseitigt. Sie hat jetzt einmal festen Stuhl pro Tag. Der Bauch bläht noch hin und wieder, Migräne und Depressionen sind verflogen. Ursache ihrer ganzen Krankheiten war die nicht erkannte Intestinalmykose mit ihren Folgen. Auch heute noch wird die Darmverpilzung von vielen »Medizinern« heruntergespielt. Das ist unverantwortlich.

Austesten kann man die Mykosen mit den Kuf-Reihen der Fa. Stauffen und über die Augendiagnose. In Augendiagnose gebe ich seit vielen Jahren Einführungskurse für Einsteiger.

Fall 7 Herr E. K., 57 Jahre alt

Erkrankung: chronische Ischialgien, chronische Lumbalgien, Schulter-Arm-Syndrom.

Beschwerden: Der Patient kann seit 20 Jahren nicht mehr langsam gehen (spazierengehen) und nicht länger als eine Minute stehen. Vor den Schaufensterauslagen geht er in die Hocke, da er nicht schmerzfrei stehen kann. Schnell gehen ist gut möglich, nur Berganstieg bereitet Beschwerden. Schulmedizinisch ist er austherapiert und überall hört er: »Damit müssen sie leben!«.

Schulmedizinische Therapie: Akupunktur: ergebnislos, Hunderte von Injektionen in den Rücken: ergebnislos, Chiropraktik: ergebnislos, Massage, Fangopackungen, Kur: ergebnislos.

Naturheilkundliche Therapie: Säure macht hart, Lauge macht weich. Die Rückenmuskulatur war dermaßen hart, daß wir sofort anfingen, über die Colon-Hydro-Therapie den Darm und den Körper zu entsäuern, andere Möglichkeiten gibt es hier nicht mehr. Die Säure in dem Lymphsystem muß ausgeleitet werden. Zudem reagierte der Patient noch allergisch auf Kuhmilchprodukte und Weizen.

Nach 40 CHT mit teilweise starken Verschlimmerungen begannen wir zusätzlich mit der NPSO, mit der Neuen Punktuellen Schmerztherapie nach Siener, die in unserer Praxis die Akupunktur vollständig abgelöst hat (außer Ohrakupunktur).

Nach weiteren 8 CHT- und 8 NPSO-Behandlungen ließ sich der Patient chiropraktisch behandeln. Gegen Ende der Behandlung setzten wir noch die Ohrakupunktur mittels Laser ein.

Jetzt – nach 50 Colon-Hydro-Behandlungen – ist er vollkommen schmerzfrei, der Kopf hat fast die volle Bewegungsfreiheit wieder, die Rückenschmerzen sind vergessen.

Bei uns ruht die Rückentherapie auf drei Säulen:

1. CHT mit Säureausleitung der Lymphe und Anregung des Lymphflusses,
2. NPSO, Ohrakupunktur und Neuraltherapie sowie der Neuen Lymph- und Faltentherapie nach Ullrich zur Nervenstimulation,
3. Chiropraktik zur Gelenkmobilisation.

Fall 8 Frau E. H., 53 Jahre alt

Erkrankung: Leidet seit 5 Jahren unter chronischen starken Kopfschmerzen, 4 Tage in jeder Woche mußte sie die Schmerzen ertragen; chronische Rückenschmerzen, die auch chiropraktisch nicht zu beheben waren, Knoten in der Schilddrüse. Dicke, schmerzhafte Fingergelenke, ständig geschwollen; Osteoporose.

Schulmedizinische Therapie: vollkommen austherapiert; Schmerztabletten wurden ihr ständig verschrieben, mit und ohne diese blieb alles beim alten. Wenn sie den abgedroschenen Spruch der Mediziner hörte: »Damit müssen Sie leben oder das ist Verschleiß«, wechselte sie den Arzt, bis sie es leid war. Diese Fehlinvestitionen wurden alle von der AOK bezahlt.

Naturheilkundliche Therapie: Nahrungsmittelunverträglichkeiten auf Kuhmilch, Sauermilchprodukte und Weizen. Der biologische Index lag bei D 20. Es lag eine Zahnwurzelgangrän vor, eine schwere Colon-Candidose, Blokkaden durch Streptomyzin und Streptokokken. Nierengrieß durch Kalziumoxalatsteinchen, Harnsäureablagerungen in allen Gelenken.

Nach 17 Colon-Hydro-Behandlungen war die Patientin gesund. Nach der 6. CHT entstand eine drastische Verschlimmerung, dann verschwanden zuerst die Kopfschmerzen, die Rückenschmerzen gingen zurück, und durch NPSO und zusätzliche chiropraktische Behandlung sind sie vollständig beseitigt.

Die Nasennebenhöhle wurde mit den Nosoden Streptomyzin und Streptokokken entblockt, der Eiter mittels der Nasenreflextherapie ausgeleitet.

Colchicum Similiaplex (Fa. Pascoe) und Synergon Nr. 14, Lithium carbonicum (Fa. Kattwiga), muß sie noch drei Monate lang einnehmen. Da sie keinerlei Beschwerden mehr hat, übernimmt die Kasse die Kosten zu 50 %.

Fall 9 Frau F. H., 42 Jahre alt.

Erkrankung: Lupus erythematodes seit vier Jahren. Das tägliche Ankleiden war selbst unter Schmerzen nicht möglich. Der Krankenhausaufenthalt brachte ihr bis auf den Schock, so viele sterbende Lupuspatienten zu erleben, nichts. Sie war eingestellt auf 50 mg Kortison/Tag. Falls ein Schub eintrat, wurde diese Dosis auf bis zu 200 mg/Tag erhöht. Psychisch war die Patientin am Ende, depressiv und hoffnungslos.

Schulmedizinische Therapie: Lupus ist eine tödlich endende Krankheit, 12–20 Jahre nach Ausbruch stirbt man trotz Krankenhaus, Kortison und Kur durch Entzündungen. Die Haut, besonders im Gesicht, die Gelenke und die Organe entzünden sich. Der Tod ist schlimmer als bei Krebs. Schulmedizinische Therapien sind erfolglos, wie bei allen chronischen Erkrankungen.

Naturheilkundliche Therapie: Diese Patientin ist nicht meine erste Lupuspatientin. Lupus ist, solange man sich nicht im Endstadium befindet, immer heilbar (das gilt nicht für den sogenannten Haut-Lupus). Sie hatte Nahrungsmittelunverträglichkeiten auf Fleisch, Kuhmilch, Sauermilchderivate, Käse, Muscheln, Mais und Tabak sowie Blockaden auf Streptomyzin und Streptokokken. Lupuspatienten dürfen während der Behandlung kein Gramm tierisches Eiweiß zu sich nehmen. Kortison wird während der CHT weiter genommen und erst gegen Ende der Behandlung bis auf 5 mg herabgesetzt (ausschleichend).

Nach 38 Colon-Hydro-Behandlungen setzte eine dramatische Verschlimmerung ein. Die Kortisondosis mußte wieder auf 20 mg erhöht werden. Nach 10 weiteren Behandlungen war die Verschlimmerungsphase endgültig vorbei.

Sie hat jetzt 78 Behandlungen bekommen, nimmt noch 5 mg Kortison/Tag und wird voraussichtlich in vier Monaten gesund sein. Zur Zeit sucht sie sich eine Arbeit als Verkäuferin. In der Verschlimmerungsphase stiegen die Leberwerte an. Die Transaminasen lagen bei über 100. Durch zwei Infihepan-Injektionen pro Woche, 4 Wochen lang, waren die Leberwerte wieder normal. Es klingt unglaublich, aber diese Patientin steht jedem meiner Patienten gerne Rede und Antwort.

Fall 10 Frau M. B., 31 Jahre alt

Erkrankung: Neurodermitis am ganzen Körper. Wenn Sie den Kopf drehte, riß an den Halsfalten die Haut auf und Blut lief ihr über Hals und Schulter. Blutige Socken waren normal. Der behandelnde Professor des Krankenhauses in ihrer Heimatstadt wollte dafür sorgen, daß sie mit diesem Hautausschlag nicht Arzthelferin werden konnte. Sie ist heute Arzthelferin.

Da dies der schlimmste Neurodermitisfall war, den ich je erlebt habe, möchte ich ihren Brief wörtlich abdrucken:

Krankenhausaufenthalte:

04. 07. 1980 – 25. 08. 1980	*Hautklinik Wuppertal*
30. 08. 1980 – 10. 11. 1980	*Hautklinik Wuppertal*
04. 02. 1981 – 07. 04. 1981	*Hautklinik Wuppertal*
16. 06. 1981 – 28. 07. 1981	*Nordseeklinik Borkum*
15. 10. 1982 – 07. 03. 1983	*Hautklinik Wuppertal*
11. 05. 1983 – 25. 06. 1983	*Allergieklinik Davos*
28. 08. 1984 – 16. 10. 1984	*Allergieklinik Davos*
10. 04. 1985 – 26. 04. 1985	*Hautklinik Wuppertal*
06. 06. 1985 – 05. 07. 1985	*Hautklinik Wuppertal*
30. 07. 1985 – 24. 09. 1985	*Allergieklinik Davos*
10. 12. 1985 – 10. 01. 1986	*Hautklinik Wuppertal*

Während der Krankenhausaufenthalte in Wuppertal bekam ich zum größten Teil Kortisonsalben, z. B. Volon-A-Creme 0,1 %, 0,005 % später 0,025 %. Hartnäckige Stellen erhielten einen Kammerverband = 24 Stunden Verband mit Volon-A-Creme-Tinktur, Volon-A-Creme 0,1 %, angelegt mit Plastikfolie und Mullverbänden. Außerdem bekam ich Ölbäder, Teersalben, Salizyl-Vaseline und Saalmann-Bestrahlung. Auf die Kopfhaut bekam ich Salizyl-Olivenöl oder auch Kammerverbände, wodurch ich 1985 stärksten Haarausfall bekam. Der unerträgliche Juckreiz wurde mit Antihistaminika behandelt, z. B. Tavegil, Periactinol und Repeltin forte.

Während allen K.H.-Aufenthalten in der Hautklinik Wuppertal durfte ich ganz normale Kost zu mir nehmen, obwohl der Rast-Blut-Test ergeben hatte: Hühnereiweiß, Milcheiweiß, Weizen, Roggen, Gerste und Hafer stark positiv (1981).

Laborwerte von 1980: BSG 13/20, Eosinophilie von 18 % bei 6400 Leukos.

Laborwerte von 1985: BSG 31/49, Eosinophilie von 16 % bei 6500 Leukos.

Die Patientin litt von Geburt an unter Neurodermitis. Der ganze Körper ist befallen, Gesicht, Hals, Körper und Extremitäten.

Unsere Diagnose: Augendiagnose und Vega-Test: Roemheld-Syndrom, Ursache Nahrungsmittelallergie auf Eier, Milch, Sauermilchprodukte,

Fischeiweiß, Trauben, Mandarinen, Pampelmusen, Kirschen, Hefe, Benzoesäure und andere Konservierungsstoffe, Weizen und Gerste.

Unsere Therapie: neuraltherapeutische Behandlung der Gallenoperationsnarbe. Die Nosodentestung ergab: Interferon D 6 = akute Immunschwäche, Penicillin D 60, Kortison D 60, Streptokokken D 60. Diese Nosoden bekam sie solange, bis keine Reaktionen mehr auftraten. Weiterhin wurden 68 Colon-Hydro-Therapien durchgeführt, immer 1mal pro Woche über jeweils 30 Minuten.

Die Patientin ist heute gesund. Ein Kollege meinte, sie habe jetzt eine Haut wie ein Kinderpopo glatt und samtweich. Trotzdem wird sie weiterhin Sauermilchprodukte meiden. Wir überlegen noch, ob wir eine Allergielöschung von Milch mittels Bioresonanztherapie durchführen sollen.

Fall 11 Frau H. Sch., 52 Jahre alt

Erkrankung: Neurodermitis seit zwei Jahren, an allen Gelenken innen und um die Augen herum; Psoriasis auf der gesamten Kopfhaut seit 30 Jahren; chronische Sinusitis mit vier Monate altem Heuschnupfen.

Beschwerden: Als sie zu uns kam, war ihr Gesicht dunkelrot um die Augen herum, sehr trocken und brennend. Brennende Träunen flossen häufig über ihr Gesicht. Die Haare waren licht und dünn. Sie kam in unsere Praxis wegen ihres Heuschnupfens. Die Behandlung der Psoriasis hatte sie aufgegeben.

Schulmedizinische Therapie: Kortisonsalben.

Naturheilkundliche Therapie: Nahrungsmittelunverträglichkeit auf Kuhmilch, Weizen, Eier, Zucker, Mandarinen, Pampelmusen, Pfirsiche, Nektarinen.

Psoriasis: Nierenfehler nach Streptokokkeninfektion. Während der CHT empfehlen wir bei besonders trockener Haut Linola-Bäder.

Wir führten 47 Colon-Hydro-Behandlungen durch. Nach den Verschlimmerungsphasen, die 3mal auftraten, gaben wir Streptokokken-Nosode D 60 (Fa. Stauffen), Streptomycin-Nosode (Fa. Stauffen), Sinusitis-Nosode, Injee forte (Fa. Heel).

Nach der 12. Behandlung trat eine dramatische Verschlimmerung ein. Sie bekam 2–4 breiige Stühle pro Tag. Die Hautprobleme waren besonders unangenehm, besonders im heißen Sommer.

Da sie in Urlaub fuhr, gab ich ihr Eigenblutinjektionen mit Infi-Lachesis. (Fa. Infirmarius-Rovit), Cistus-Canadensis-Injektionen (Fa. Madaus) sowie

1 ml Eigenblut, das ganze als Mischinjektion i.m., außerdem Tropfen: Cistus-Canadensis Similiaplex (Fa. Pascoe) und Purgatio (Fa. Siegerth).

Im Urlaub wurde es trotzdem schlimmer. Sie geriet in die Verschlimmerungsphase. Die Neurodermitis trat am Hals in Brettbreite auf, heilte ab, und darunter entstand wieder ein breiter Streifen, der erneut abheilte. Innerhalb von vier Wochen war so der ganze Körper befallen und wieder abgeheilt. Es war so schlimm, daß sie Kortisonsalbe nehmen mußte.

Weitere Verschlimmerungsphasen traten nach der 20. und 28. Behandlung auf.

Nach der 37. Behandlung war die Schuppenflechte auf der Kopfhaut verschwunden. Nach der 44. Behandlung war die Neurodermitis weg.

Da noch schwarze, teerartige Stühle durch das Colon-Hydro-Gerät abflossen, wurden insgesamt 47 Behandlungen durchgeführt.

Auf meine Frage, was sie als erstes mache, wenn sie nur gesund sei, antwortete sie: »Jetzt beginnt ein neues Leben. Zuerst gehe ich zum Friseur, dann kaufe ich mir ganz neue Kleider. Einen ganzen Tag gehe ich einkaufen.« Das ist jetzt viele Jahre her.

Der Patientin geht es ohne Medikamente noch immer gut.

Übrigens: Der jährlich einmal aufgetretene Heuschnupfen ist auch verschwunden.

Fall 12 Frau E. G., 59 Jahre alt

Erkrankung: starke Depressionen, extreme Müdigkeitsattacken, zeitweise Verlust des Kurzzeit-Gedächtnisses (Morbus Alzheimer).

Beschwerden: Der Verlust des Kurzzeitgedächtnisses (ca. 80 %) fing im jugendlichen Alter an und wurde stetig schlimmer. Es ging einher mit starken Nackenschmerzen. Die Müdigkeit wurde immer schlimmer. Früher stand sie morgens nach eigenen Angaben um 7.00 Uhr auf und war sofort hellwach. Bevor sie sich in unsere Behandlung begab, stand sie gegen 12.00 Uhr mittags auf. Einkaufen, Kochen, wichtige Termine wahrzunehmen, war ihr nicht mehr möglich. Den Glauben an jegliche Heilung hatte sie verloren. Der Bauch blähte sich ständig.

Schulmedizinische Therapie: keine, außer Antidepressiva (Saroten und Anafravil).

Naturheilkundliche Therapie: Nahrungsmittelunverträglichkeit auf Kuhmilch, Sauermilchprodukte und Fischeiweiß.

Nach der 42. Colon-Hydro-Behandlung kam es zur dramatischen Verschlimmerung. Alzheimerpatienten geht es nach der Colon-Hydro-Therapie ständig schlechter, und die Verschlimmerung tritt erst um die 40. Behandlung herum auf. Da wir schon mehrere Patienten erfolgreich gegen die Alzheimer-Krankheit therapiert haben, können wir die Patienten und ihre Partner auch optimal vorbereiten.

Nach der 48. Behandlung wurde es langsam wieder besser, aber jetzt setzten Bluthochdruck und Kopfschmerzen ein. Das war neu für uns, hier stimmte etwas nicht. Ganz beiläufig erzählte die Patientin, daß sie seit 10 Jahren auch noch Hormone gegen die Wechseljahrbeschwerden nehme. Nach Weglassen dieser Hormone ließen schlagartig die Kopfschmerzen und der Bluthochdruck nach; es traten auch keine Wechseljahrbeschwerden mehr auf. Wir haben schon häufiger gesehen, daß Wechseljahrbeschwerden durch die Colon-Hydro-Therapie beseitigt wurden.

Nach 117 Colon-Hydro-Behandlungen war die Therapie abgeschlossen. Die Patientin steht jetzt morgens um 7.00 Uhr auf, und ihr geht es gut. Ihr Mann ist von ihrer Agilität immer wieder überrascht. Viele Therapeuten schimpfen über die Vielzahl der Behandlungen, aber der Erfolg gibt uns recht. Oder ist der vorzeitige Tod oder die geistige Umnachtung erstrebenswerter als die Behandlung mit 117 CHT? Die Wiedererlangung der Gesundheit sollte höchstes Ziel des Therapeuten sein.

Fall 13 Herr H. B., 76 Jahre alt

Erkrankung: Colitis ulcerosa seit 12 Jahren.

Beschwerden: Er hatte ständig Stuhldrang und Druck. Da er aber Angst hatte, daß etwas Feuchtigkeit mitkommt, mußte er bis zu 20mal am Tag zur Toilette rennen, obwohl er nur bis zu 4mal flüssigen bis breiigen Stuhl hatte. Da er selbständig arbeitete, konnte er keine Konferenz ohne Unterbrechung zu Ende führen.

Colitis ulcerosa ist in unseren Augen die Neurodermitis der Darmschleimhaut. Genau wie die juvenile Arthritis eine Neurodermitis der Gelenkhaut des Jugendlichen ist.

Schulmedizinische Therapie: Ultralan; Dekortin, ohne Aussicht auf Heilung und Erfolg, im Gegenteil, es wurde immer schlimmer.

Naturheilkundliche Therapie: Nahrungsmittelunverträglichkeit auf Kuhmilch, Sauermilchprodukte, Weintrauben, Wein, Cognac, Möhren, Hefe. Biologischer Index: D 20.

Nosoden: Ulcus duodeni (Dünndarmgeschwür) D 6, Pertussis (Keuchhusten) D 60, Tunica mukosa coli (Darmschleimhaut) D 6, Streptokokken D 60, Grippe 80 D 60, Streptomycin D 60.

Nach 39 CHT war der Patient gesund. Nach der Verschlimmerungsphase setzten wir die Nosoden nacheinander ein, während der Behandlung bekam er Colina-Pulver und Karminativum-Hetterich.

Sehr wichtig waren auch das Weglassen der Allergene sowie die Eigenharnbehandlung (Injektion anal von 10–20 ml nach jeder Behandlung, 1mal pro Woche).

Selbst in hohem Alter hilft die CHT noch, Lebensqualität zu erhalten und zu verbessern.

Fall 14 Frau R. Sch., 55 Jahre alt

Erkrankung: Polyarthritis mit starken Rückenschmerzen.

Beschwerden: 1 Jahr trug sie eine Halskrause. Sport und Rückenschule verschlimmerten ihre Probleme. Chiropraktisch war bei diesem harten Rücken, mit solch harter Muskulatur keine Linderung möglich. Nach Aussage des behandelnden Orthopäden müsse sie bis ans Lebensende mit diesen chronischen Schmerzen leben.

Schulmedizinische Therapie: keine mehr, Schmerzmittel nahm sie nicht

Naturheilkundliche Therapie: Darmprobleme mit Verstopfung. Nahrungsmittelunverträglichkeit auf Kuhmilch, Sauermilchprodukte, Hefe sowie Ameisensäure. (Wer auf Ameisensäure allergisch reagiert, reagiert meist auf Formaldehyd.)

Nosoden: Streptokokken D 60, Streptomycin D 60, Histamin D 60, Sinusitis Potenzakkord (Fa. Heel).

Zusätzlich sprach die Bauchspeicheldrüse an, und wir verordneten Pascopankreat (alt). Nach der 6. Behandlung fing die Verschlimmerungsphase an. Nach der 8. Behandlung bekam sie alle Nosoden auf einmal, und wir setzten die Nasenreflextherapie ein, die wir auch 2mal komplett durchführten. Nach 10 Colon-Hydro-Behandlungen war die Patientin gesund und konnte entlassen werden.

Heute ist ihr Mann bei uns in Behandlung.

Fall 15 Frau E. P., 80 Jahre alt

Erkrankung: Fast völlige Einsteifung des gesamten Muskel- und Gelenkapparats.

Seit drei Monaten zusätzlich Gelenkschmerzen in den Finger- und Großgelenken. Geistig ist die Patientin sehr frisch. Sie lebt z. Z. allein in ihrer Wohnung. Da sie sich nicht mehr von der Toilette hochziehen konnte, stellte sie einen Nachttopf auf ihr Bett und verrichtete so ihre Notdurft. Es stand ein Heimaufenthalt zur Debatte. Sie wäre bei geistiger Frische ein 100 %iger Pflegefall. Ihr Heilpraktiker war ihre letzte Hoffnung.

Schulmedizinische Therapie: Tridin gegen Osteoporose, ansonsten Einweisung in ein Pflegeheim.

Naturheilkundliche Therapie: Nahrungsmittelunverträglichkeit auf Kuhmilch, Sauermilchprodukte und Weintrauben.

Folgende Nosoden sprachen an: Pefrakehl D 5 (Fa. Sanum), Silberamalgam D 60, Streptokokken D 60, Streptomycin D 60.

Nach 30 Colon-Hydro-Behandlungen wurde der Rücken langsam wieder flexibler, als nächstes konnte sie wieder die Schultergelenke bewegen, dann sich Hals, Kopf, Haare und Rücken waschen. Danach konnte sie im Liegen die Beine wieder hochheben. Zur Zeit lockern sich die Ellenbogengelenke wieder. Sie ist jetzt das 45. Mal in Behandlung. Wenn alles so weiterverläuft, braucht sie noch ca. 20 Behandlungen. Wahrscheinlich wird sie dann besser laufen als je zuvor.

Fall 16 Frau G. Sch., 30 Jahre alt

Erkrankung: Genitalwarzen, die sie sich bei ihrem Partner »geholt« hatte. Ihr Partner hatte 30 Interferoninjektionen von seinem Arzt bekommen (Kosten ca. € 15 000,–). Bis auf kleine dunkelrote Stellen mit kleinen Verhärtungen sind die Warzen abgeheilt.

Da Warzen Ausdruck einer Immunschwäche sind, wollte sie sich anders therapieren lassen. Als Arzthelferin hatte sie ja in dieser Materie viel Einblick. Es ist ohnehin interessant festzustellen, wie zahlreich die Arzthelferinnen, Krankenschwestern und Schulmediziner in unserer Behandlung sind.

Schulmedizinische Therapie: Möglichkeit der Interferon-Behandlung (sie ist nicht nur sehr teuer, sondern da es sich um Fremdeiweiß handelt, wird diese Therapie nicht gut vertragen. Zudem läßt nach 1–4 Jahren die Wirkung nach, und was dann?).

Naturheilkundliche Therapie: Frau Sch. reagierte stark auf Kuhmilch und Sauermilchprodukte. Um das Immunsystem zu stärken, wurde die CHT eingesetzt. Mit der Darmreinigung wird das Immunsystem optimiert, das Lymphsystem gereinigt usw.

Nach 29 Behandlungen waren die Genitalwarzen verschwunden. Es gab weder rote Stellen noch Verknotungen und Verhärtungen im Gewebe. Die Haut war glatt, es sah so aus, als sei nie etwas dagewesen, im Gegensatz zur Haut ihres Partners. Kosten: € 1500,– (vielleicht ein Tip für die Krankenkassen: Die CHT kostet nur 1/10 der schulmedizinischen Behandlung, wirkt dauerhaft und heilt wirklich).

Fall 17 Frau G. K., 36 Jahre alt

Erkrankung: Migräne, Depressionen mit grundlosen Weinkrämpfen, dauernder Kopfdruck, ständig geblähter Bauch.

Schulmedizinische Therapie: Antidepressiva, Schmerzmittel; dies alles brachte nur kurzfristig Linderung. Tatsächlich ging es ihr mit der Zeit immer schlechter.

Naturheilkundliche Therapie: Nahrungsmittelunverträglichkeit auf Kuhmilch und Sauermilchprodukte. Reaktion auf Gamma-2-Amalgam und Silberamalgam. Diese Reaktion verursacht einen Kopfdruck und Schmerz, der im Kopf ständig wechselt und nicht lokalisierbar ist.

Des weiteren sprach sie auf folgende Nosoden an: Streptomycin D 60, Streptokokken D 60, Sinusitis Injeel forte. Die homöopathische Hochpotenz war Kalium sulfuricum C 200.

Wir führten 28 Colon-Hydro-Behandlungen durch. Genau beim 10. Mal trat die Verschlimmerungsphase ein. Sie hielt drei Wochen an. Die Depressionen veränderten sich zu Aggressionen, im Kopf rumorte es. Nach Abklingen der Verschlimmerungsphase setzten wir die homöopathische Hochpotenz sowie die Nasenreflextherapie mit den Nosoden ein. Gegen Ende der CHT wurde der Rücken noch 2mal chiropraktisch behandelt. Amalgam wurde vom naturheilkundlich arbeitenden Zahnarzt entfernt und von uns mittels Bioresonanztherapie und mit Nosoden ausgeleitet.

Die Patientin ist vollkommen beschwerdefrei.

Es ist fast peinlich, immer wieder die gleichen Fragen anhören zu müssen: Warum bezahlt die Kasse für die Unfähigkeit der Schulmedizin und interessiert sich nicht für die Gesundheit des Patienten?

Neue Erkenntnisse zur CHT

Das Linola-Bad

Bei Neurodermitikern und Psoriatikern empfehlen wir bis 1mal täglich während der CHT ein Linola-Bad. Das ist ein Ölbad; die Haut wird wieder weiß und geschmeidig, weil sie nicht so schnell austrocknen kann. Der Patient sollte sich 15 Minuten ins Bad legen, wenn die verhärtete Haut dann eingeweicht ist, diese vorsichtig abrubbeln und das Linola-Bad genießen.

Späte Verschlimmerung

Immer öfter stellen wir bei Gicht- und Rheumapatienten eine späte Verschlimmerungsphase um das 40. Mal herum fest. Es betrifft fast nur ältere Patienten. Alle Gelenke schmerzen, von den Fingern bis in die Füße.

Durch Austesten haben wir festgestellt, daß es sich hier um gichtige Ablagerungen handelt, die sich langsam lösen. Nach 2–5 weiteren Therapien verschwinden diese Symptome wieder. Der Patient wird angehalten, sehr viel zu trinken, möglichst Volvic-Wasser. Man kann dies auch medikamentös unterstützen, und zwar durch Colchicum-D-4-haltige Komplexmittel, z. B. Ledum, Felke-Komplex Nr. 67 (Fa. Mauch).

Krebs

Wenn der biologische Index bei jüngeren Krebspatienten über D 21 liegt, haben wir festgestellt, daß die Colon-Hydro-Therapie noch schadet. Es ist ratsam, die CHT nur 6- bis 7mal durchzuführen, da sich die Metastasen durch das gesäuberte Lymphsystem besser verteilen können. Zumindest ist der Patient auf diese Situation aufmerksam zu machen. Es scheint sich herausgestellt zu haben, daß sich Chemotherapie und CHT einfach nicht vertragen.

Liegt der biologische Index bei D 21, ist bei richtiger Therapie, möglichst Operation, später dann CHT, eine Heilung vielleicht möglich.

Ein weiterer Schwerpunkt liegt bei Organkrebs sowohl auf den Sauerstofftherapien wie auf weiteren immunstimulierenden Therapien.

Massagetechniken des Bauchs

Es hat sich gezeigt, daß jeder Patient seine angepaßte, individuell abgestimmte Massagetechnik benötigt und diese auch während der Behandlung variiert werden sollte. Prinzipell wird die Massagerichtung immer im Uhrzeigersinn durchgeführt, beginnend im Blinddarmbereich, rechte Flexur, linke Flexur, unterer Colon descendens, Sigmoidum. Hier liegen die fünf Schwerpunkte.

Nach unserer Erfahrung ist anfangs eine sanfte Punkt- oder Streichmassage notwendig, danach werden die Staustellen gezielt massiert. Man hört genau durch das Wasserkollern, wie weit das Wasser in den Darm gelangt ist und wo es sich staut. Gegen Ende der Behandlung, nach Aufbrechen der Stauungen, ist eine stärkere Massage angesagt. Nach der ersten kräftigen Massage kann auch Bauchmuskelkater auftreten; zwei Tage später ist das ausgestanden. So haben Sie sich das Bauchtraining im Fitneß-Studio gespart. Bei manchen Patienten darf erst gegen Ende der Behandlung massiert werden, da sie sich sonst verspannen.

Jeder Therapeut muß die Massage mit Fingerspitzengefühl an den Patienten einerseits und an den Erfolg andererseits anpassen.

Psyche und CHT

Immer wieder ist in Zeitschriften und naturheilkundlichen Artikeln zu lesen, daß alle oder viele Krankheiten in der Psyche entstehen, nach Kindheitstraumen, nach furchtbaren Erlebnissen, Unfällen usw.

Ein intakter Körper kann diese Dinge »problemlos« verarbeiten. Psychische Belastungen, wie Schizophrenie, Phobien und andere kritische Situationen, haben ihre Ursache in einer Stoffwechselstörung und damit verbunden mit einer immunologischen und teilweise hormonellen Schwäche.

Durch Darmverpilzungen und chronische Darmerkrankungen kommt es häufig zu psychischen Veränderungen. Diese wiederum können zu Organstörungen an meist von Geburt an zu schwachen Organen führen.

> Stoffwechselstörung -> psychische Störung -> Organstörung

Diese Form ist am häufigsten, denn alle Kinder werden im Mutterleib neun Monate ernährt und übernehmen in dieser Zeit die Stoffwechselstörung der Mutter.

Andererseits kann es durch eine Krankheit oder einen Unfall zu einer Organstörung kommen. Daraus resultiert möglicherweise die psychische Störung und anschließend die Stoffwechselstörung. Beispielsweise führt eine »Blinddarmoperation« (Operation des Appendix) zu Verwachsungen und zu Verdauungsstörungen, dies führt zu Unwohlsein, Depressionen und dies weiter zur Stoffwechselstörung am Dünndarm (man frißt alles in sich hinein, Ärger, Frust, Probleme).

> Organstörung durch Unfall, Operation usw. -> psychische Störung -> Stoffwechselstörung

Selbstverständlich sollte bei Bedarf die Psyche während der Colon-Hydro-Therapie mitbehandelt werden, z.B. mit Baldrian, Kava-Kava, Infidyston u.a. Präparaten). Das gesamte Befinden mit Körper, Geist und Seele läuft immer parallel.

Schwäche während der CHT

Öfter kommt es bei Patienten mit labilem Blutdruck und bei besonders sensiblen Typen zu Zittern, Blutdruckabfall, Kälteschauern. Hier haben sich die Einnahme von 1 Kalziumbrausetablette und 3 Tropfen Kampfer D 1 auf einem Zuckerstück oder auf die Brausetablette gut bewährt.

Es handelt sich hier oft um einen leichten Anflug von Tetanie, der aber problemlos zu beseitigen ist.

Der Stuhl ist zu hart

Dies kommt immer wieder bei Patienten vor, die zu wenig trinken. Sprechen Sie die Patienten darauf an. Sie therapieren mit der CHT langfristig immer erfolglos, wenn der Patient weniger als 2 l Flüssigkeit pro Tag zu sich nimmt. Der knochenharte Stuhl kann sich nicht durch das Spekulum zwängen, und es entstehen laufend krampfartige Schmerzen.

Andererseits kann das Lymphsystem nie fließen, wenn keine Lymphflüssigkeit vorhanden ist. Auch das Blut dickt bei diesen Patienten zu früh ein und ist im venösen Bereich statt dunkelrot jetzt tintenschwarz.

Da, wo nichts fließt, wird alles starr und stirbt. Also 2–3 Liter Füssigkeit pro Tag sollte der CHT-Patient immer trinken, eigentlich gilt das für alle Menschen. Der Heilpraktiker H. D. Bach sagte einmal in einem Vortrag: »Der Mensch kann 40 Tage ohne Essen, vier Tage ohne Trinken und vier Minuten ohne Luft auskommen.«

Mineralmangel während der CHT

Während der CHT kann sich manchmal ein bereits vorhandener Mineralmangel verschlimmern. Dabei besteht im Grunde keine unzureichende Versorgung von Mineralien, sondern das Lymphsystem ist so verstopft, daß die Mineralien nicht mehr ausreichend an ihren Bestimmungsort gelangen. Je mehr Mineralien ich jetzt zuführe, desto mehr verstopft das System.

Nur während der CHT ist es manchmal vonnöten, solche Stoffe zuzuführen, da der Patient arbeitsfähig bleiben muß.

- Längsrillen an den Fingernägeln, Nackenschmerzen, dünne Haare = Kalzium, Silizium, Magnesium verordnen
- Schichtweises Einreißen und Abblättern der Fingernägel = Magnesium verordnen

Entlüftungsventil zum Colon-Hydro-Gerät

Jeder Anwender des CHT-Geräts kennt das: Wasser fließt in den Darm, aber es kommt nicht genug wieder zurück. Das Wasser staut sich bei verkrampften Patienten im Darm. Auch kann es nicht den ganzen Darm ausspülen, da sich im beginnenden Dickdarm Luft sammelt.

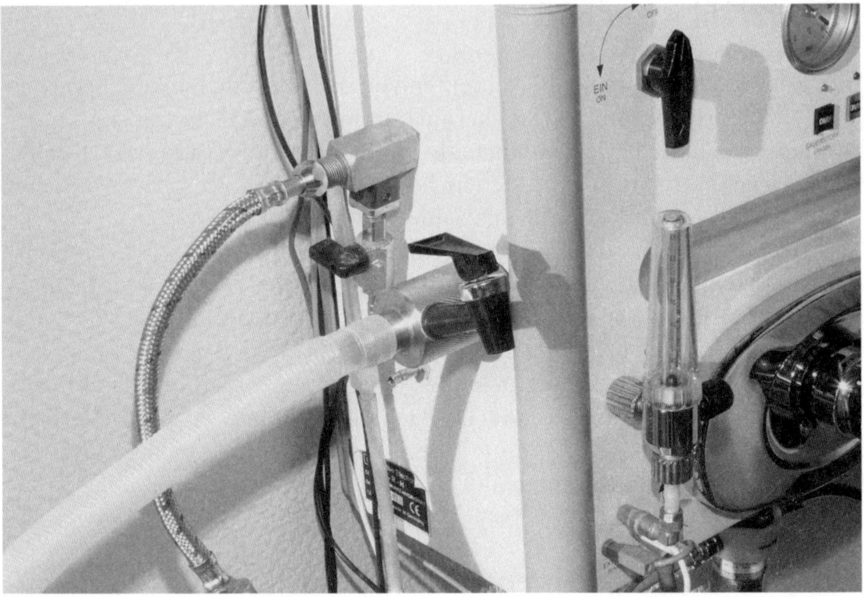

Colon-Hydro-Gerät mit eingebautem Ventil

Es ist das gleiche Problem wie bei der Heizung. Füllt man einen Heizkörper mit Wasser auf, wird die Luft auf der anderen Seite komprimiert, und das letzte Stück der Heizung bleibt kalt. Deshalb befindet sich an jedem Ende des Heizkörpers ein Entlüftungsventil, das sich mit einem kleinen Vierkantschlüssel öffnen läßt. Auf Druck entweicht die Luft mit einem lauten Zischen, und sobald die ersten Wassertropfen austreten, wird das Ventil geschlossen.

Dasselbe geschieht häufig im Dickdarm des Patienten. Die komprimierte Luft kann nicht entweichen, und der Darm kann nicht optimal gespült werden.

Wir haben nun ein Ventil zwischen Abflußschlauch und Therapiegerät geschaltet. Nach jedem Öffnungsvorgang am Gerät (Druck wegnehmen) wird kurz der Verschluß des Ventils geöffnet, und der Druck entweicht dann mit einem Zischen. Sofort nach Aufhören des Zischens (entlüften), wird die Klappe wieder aufgesetzt (verschlossen), und die Therapie geht weiter.

Dieser Entlüftungsvorgang wird nach jeder Öffnung am Gerät wiederholt; dadurch wird die Luft im Darm allmählich abgelassen.

Vorteile:

- die Therapiezeit wird wesentlich verkürzt
- die Therapie ist im ganzen effektiver
- die Darmschleimhäute werden geschont
- die Belastung für den Patienten wird geringer
- die Effektivität des Geräts wird gesteigert

Das Ventil besteht aus Kunststoff und ist erhältlich bei H & K-Hospital, Zum Tierpark 19, D-57614 Steimel, Tel. 02684/915 80. Sie werden in Packungen zu 2 Stück abgegeben. Das Entlüftungsventil gibt es jetzt auch aus Edelstahl, die Bedienung ist sauberer und einfacher.

Clostridien

Wir stellen im Vegatest immer wieder fest, daß sich bei einer starken Pilzbelastung auch andere bösartige Mikroorganismen im Darm vermehren. Bei Zelluntergang und durch Ausscheidung der Bakterien entstehen hochgiftige Toxine.

Es handelt sich hauptsächlich um Bakterien der Gattung Clostridien, und zwar um Clostridium paraputrificum, Cl. difficile, Cl. tertium, Cl. innocuum und Cl. cadaveris.

Dies sind spindelförmige anaerobe (ohne Sauerstoff lebende) Bakterien, die schulmedizinisch mit starken Antibiotika (z. B. Clont) behandelt werden. Sie bewirken oft eine Fäulnisdyspepsie im Darm, was zu Blähungen mit stinkenden Ausdünstungen führt.

Bei Blähungen können als Ursache Unverträglichkeiten, Allergien, Pseudoallergien, Enzymmangel seitens der Leber (Galle) auftreten, auch Verpilzungen im Darm, die Kohlenhydrate vergären, im schlimmsten Fall aber auch Clostridien, die Eiweiße faulen lassen.

Nur die Patienten mit von Clostridien befallenem Milieu werden gegen Ende der Behandlung mit Sauerstoff therapiert. Ausschließlich in diesen Fällen lassen wir Frischwasser mit Sauerstoff einfließen. Häufig sind aber die Clostridien nach der Pilzvernichtung und dem dadurch gesteigerten darmassoziierten Immunsystem nicht mehr in großen Mengen nachweisbar.

Bei der Ernährung sollten weniger tierische Eiweiße und vermehrt Ballaststoffe aufgenommen werden.

Die Kombination von Colon-Hydro-Therapie, Bioresonanztherapie und System-Informationskarte

Die Idee entstand 1994 während der Behandlung eines Heroinsüchtigen. Was wird hier miteinander verknüpft?

- Die Colon-Hydro-Therapie, so wie sie als optimale Ursachen- und Ausleitungstherapie beschrieben wird und wir sie kennengelernt haben.
- Die Bioresonanztherapie, die aber nicht an der befallenen Haut bei den Hautpatienten oder außen an den Gelenken bei Rheumapatienten die Schwingung abnimmt, sondern an den alten, ja uralten Kotverkrustungen, die das Colongerät passieren.
- Neu ist, daß man mit dem SI-Gerät gleichzeitig Medikamente in unveränderter Form mit einschwingen lassen kann. Nosoden wie Amalgam D 60, Medikamente für die Psyche, gegen rheumatische Schübe, gegen Juckreiz, gegen Pilzgifte im Darm und Körper usw.
- Neu ist außerdem, daß wir invertierte, gespiegelte Medikamente, Nosoden usw., wie eigenes Amalgam, eigenen Urin, Tierhaare des eigenen Hundes bei allergischen Reaktionen, der eigenen Katze, des eigenen Hamsters, Vogels oder Pferds, mit einschwingen lassen können. Auf diese Weise kommt es über die Colonausleitung zur Heilung und über die invertierten Stoffe frühzeitig zur Desensibilisierung bzw. zur zusätzlichen Ausleitung.
- Neu ist aber auch ein anderes Verfahren: Das negative Frequenzmuster des alten Kots kann invertiert auf einer Magnetfeldkarte gespeichert werden. Diese Karte hängt sich der Patient um den Hals, so daß das Magnetfeld ständig Hautkontakt mit dem Patienten hat. Entsprechend kommt es zur Reaktion, so daß die Therapie auch außerhalb der Praxis ohne Einnahme von Medikamenten weiterläuft.

Inspiriert wurde ich durch die überraschende Heilung eines jungen heroinsüchtigen Mannes aus einem Nachbarort. Nachdem die Methadonkur sowie eine Kodeinkur schulmedizinisch nicht angeschlagen hatten, wurde jede weitere Entziehungskur ärztlicherseits abgelehnt.

So kam er in desolatem und hoffnungslosem Zustand zu uns in die Praxis. Seine Eltern waren inzwischen völlig verarmt und ihre Rücklagen aufgebraucht. Ihr einziger Sohn brauchte pro Tag für 150 Euro Heroin.

Wir setzten die CHT ein, und nach der 10. Behandlung setzte die obligatorische Akut- bzw. Verschlimmerungsphase ein. Sie wissen ja: Chronische Krankheiten sind unheilbar, akute Krankheiten sind heilbar. Wollen wir eine chronische Krankheit ausheilen, müssen wir sie erst in die Akut- bzw. Verschlimmerungsphase überführen. Bei diesem Patienten traten höllische Gelenkschmerzen auf, so daß er noch einmal rückfällig wurde, um die Schmerzen zu lindern. Dies wurde ihm rigoros verboten, statt dessen setzten wir nicht invertiertes Heroin mittels Bioresonanztherapie ein und ließen die Heroinschwingungen, nicht das materielle Heroin, zum Patienten fließen. Sofort reduzierten sich die Schmerzen auf ein erträgliches Maß, und es gab keinen Rückfall mehr.

Nach der 12. CHT setzten Magen- und Darmprobleme ein, verbunden mit kolikartigen Schmerzen und Durchfall. Wieder wurde zusätzlich die BRT eingesetzt, bis auch diese Schmerzen beseitigt waren.

Nach der 14. CHT war der Patient suchtfrei und gesund – bis heute.

Seit dieser Zeit experimentieren wir mit der Kombination von Colon-Hydro-Therapie und Bioresonanztherapie.

Leider gibt es noch viele Therapeuten und Gerätehersteller, die die Colon-Hydro-Therapie bei chronischen Krankheiten nur 6–8mal durchführen lassen. Das ist falsch. Es wird keine dauerhafte Heilung erreicht, und der Patient hat sein Geld fehlinvestiert.

Was ist Bioresonanztherapie?

Die Wirkung der BRT basiert auf der Idee von Dr. F. Morell, die Schwingungsmuster eines Patienten einerseits und diejenigen von Allergenen und Toxinen andererseits über Kabel in ein Gerät einzuleiten.

In diesem elektronischen Gerät werden die Schwingungen entweder gefiltert und/oder verstärkt und invertiert, d. h. gespiegelt, um 180° verdreht. Die veränderten Schwingungen werden aus dem Gerät wieder über Kabel dem Patienten zugeleitet. Ziel ist dabei die Aktivierung der körperlichen Regulation.

Dies ist leider bei Erwachsenen oft nur nach der Colon-Hydro-Therapie möglich, wenn das Immunsystem und das Lymphsystem wieder funktionieren, alle Lymphblockaden im Körper gebrochen sind und das Gewebswasser wieder optimal fließen kann.

Deshalb funktioniert die BRT bei Kindern auch so einzigartig. Im Alter von 2–5 Jahren ist das Lymph- und Immunsystem noch nicht so blockiert, es ist noch nicht soviel Dreck im Körper abgelagert.

Mittels Bioresonanztherapie kann ich also gleichzeitig Toxine und Allergene invertiert (gespiegelt) und Medikamentenschwingungen (nicht invertiert) sowie Patientenschwingungen invertiert einfließen und wirken lassen.

Als besonders therapiewirksam hat sich das Einfließen der Schwingungen von körpereigenen Exkreten (Urin, Speichel, Kot) erwiesen.

Und hier liegt die optimale Kombination. Wir nehmen vom abfließenden, hochgiftigen und verpilzten Kot des Patienten das Schwingungsmuster am Gerät ab, invertieren (spiegeln, eliminieren) diese im Bioresonanzgerät und führen sie dem Patienten über Kabel wieder zu. Gleichzeitig können wir dann noch Medikamentenschwingungen zur Immunstimulierung, Nierenausleitung und Entsäuerung und Nosoden zur Amalgamausleitung (nicht invertiert) einfließen lassen. Mit einer Zusatzwabe können auch Medikamentenschwingungen invertiert einfließen.

Mit dem *Vega-SI-Gerät* steht uns ein kleines Bioresonanzgerät zur Verfügung, das einfach auf das Colon-Hydro-Gerät gestellt wird und noch weitere Vorteile hat. Einmal sind dies die sehr geringen Anschaffungskosten gegenüber einem Großgerät, zum anderen können wir die invertierte Information des Patienten auf einer kleinen Karte (5,4 x 8,4 cm), die ein Magnetfeld besitzt, speichern. Wenn diese Karte mit dem Magnetfeld auf der Haut liegt, also nach Umhängen oder Ankleben Hautkontakt hat, wirkt die BRT weiter bis zur nächsten Behandlung wie eine Nosode, die täglich gegeben wird.

Eine Patientin, Kosmetikerin im eigenen Geschäft, ließ die CHT durchführen, weil sie an chronischer Verstopfung litt. Von leptosomer Konstitution, konnte sie nur alle zwei Wochen mit Abführmitteln stuhlen. Zudem litt sie unter Angstzuständen, ständigen Depressionen, Neurodermitis und Akne. Nach 60 CHT-Behandlungen und Symbioselenkung war der Stuhl normal, Depressionen, Akne und Angstzustände waren verschwunden. Nur um die Nase herum war die Haut noch etwas wund.

Nach Umhängen der SI-Karte liefen Sekrete ununterbrochen aus der Nasennebenhöhle und Stirnhöhle in den Hals ab. Einmal hörte der Abfluß auf, sie schaute nach der SI-Karte, diese lag nicht mehr auf der Haut auf, sie hat-

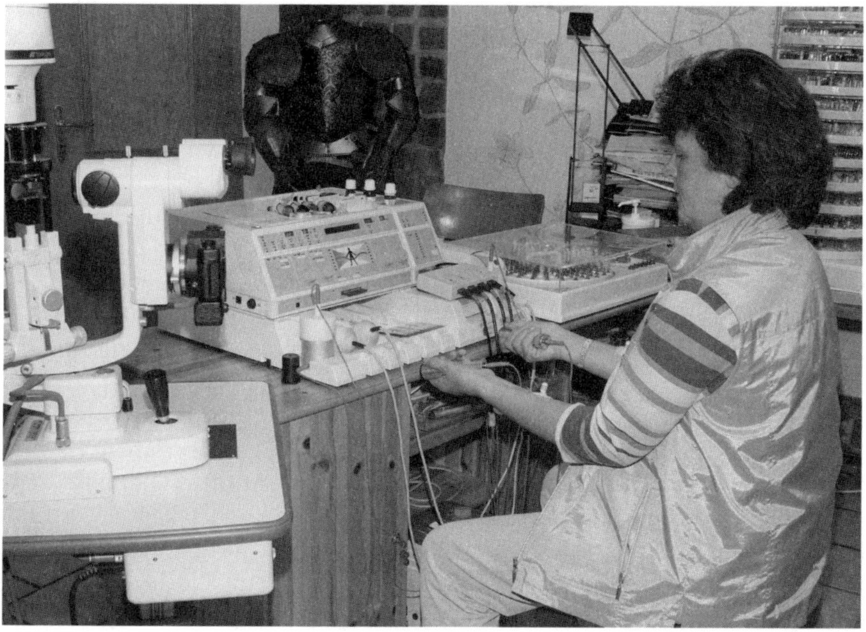

te sich verdreht. Nach Korrektur lief sofort wieder Sekret ab – überzeugender geht es wohl nicht mehr.

Selbstverständlich sind alle Colon-Hydro-Geräte mit eingebautem Bioresonanzgerät ein Fortschritt, nur läßt sich die Effektivität mit SI-Karte und Medikamenteneinschwingung noch steigern.

Dieser Möglichkeit der Übertragung von Therapieinformationen auf Trägermaterial wie Magnetstreifen stand ich anfangs mehr als skeptisch gegenüber und wollte sie erst gar nicht in das Therapiekonzept CHT / BR / SI (Systeminformation) einbinden.

Die Therapieinformation auf Magnetstreifen erweist sich in dieser Kombination als das Tüpfelchen auf dem i.

Die SI-Karte ermöglicht, den Nutzen von organeigenen, homöopathischen, pflanzlichen, allopathischen und farbigen Schwingungen sowie Schwingungsbereiche von Bachblüten, Edelsteinen usw. zu verstärken und optimal zu nutzen.

Wann sollte die BRT/SI bei der Colon-Hydro-Therapie eingesetzt werden?

Es bleibt jedem Therapeuten überlassen, wann er die BRT und die SI-Karte einsetzt. In unserer Praxis hat sich prizipiell der Einsatz der SI-Karte gegen Ende der Therapie als optimal bewährt.

Bei meiner Frau, die früher unter Arthrosis deformans beider Daumengrundgelenke litt, öfter depressiv war, besonders nach dem Tod ihrer Eltern, und Migräne hatte, konnten nach 55 Colon-Hydro-Behandlungen alle genannten Probleme beseitigt werden. Nach dem zusätzlichen Einsatz der BRT und SI-Karte meinte sie: »Seltsam, ich kann jetzt seit langer Zeit endlich auch wieder tief- und durchschlafen.«

Aber ebenso kann zwischendurch, etwa nach der 20. Behandlung, die SI-Karte noch eine drastische Akutphase auslösen. Wenn der Patient mittels CHT noch nicht richtig austherapiert wurde, entsteht oft erneut eine Verschlimmerung. Dabei werden im Lymphsystem viele Schlacken gelöst und fließen ab. Einerseits ist jede Verschlimmerungsphase für den Patienten unangenehm, andererseits sparen wir Colon-Hydro-Therapien ein, da die Entgiftung des Körpers und des Darms schneller vor sich geht. Dies ist immer von Fall zu Fall nach Befragen des Patienten abzuwägen. Bei sehr empfindlichen Patienten sollte man etwas vorsichtiger damit umgehen. Man braucht ja auch zur CHT/BRT nicht immer die SI-Karte einsetzen.

Jetzt – Anfang 1997 – können wir grob folgendes sagen: Bei den unterschiedlichsten Beschwerden entstand

- keine Veränderung bei etwa 20 %
- eine Verschlechterung durch zu frühes Einsetzen der SI-Karte und durch fehlende Erfahrung bei etwa 10 %
- eine unwesentliche Verbesserung bei etwa 10 %
- eine wesentliche Verbesserung bei etwa 60 % der Patienten

Zusammenfassung

Die BRT/SI-Karte sollte nur gegen Ende der Therapie eingesetzt werden, ansonsten kommt es zu neuen Verschlimmerungsphasen, die teilweise den Patienten doch Angst machen. Anfangs sollte der Patient die Karte nur 1–10 Minuten pro Tag tragen, um eine erneute Verschlimmerung zu vermeiden.

Bei der CHT kommt der Stuhl bzw. alte Kotreste immer schubartig, eingeleitet durch einen kurzen Krampf und vermehrte Peristaltik aus dem Darm. Erst in diesem Moment ist die SI-Karte einzusetzen. Mit Einlegen der Karte wird das Gerät aktiviert. Nach Beendigung des Schubs wird die Karte wieder herausgezogen. Jetzt ist das Frequenzmuster des alten Kots auf dem Magnetfeld gespeichert.

Die Therapeuten sollten dem Patienten immer die Funktionsweise der CHT/BRT/SI-Karte erklären können, z. B. »Was heißt invertieren?« Sie sollten auch die Medikamente unterscheiden können, die invertiert oder nicht einfließen können.

Folgende Probleme änderten sich aufgrund des BRT/SI-Einsatzes gegen Ende der CHT bei 30 Versuchspersonen:

- Die Colon-Hydro-Behandlung ist erfolgreicher, es fließt mehr Kot ab
- Gelenkschmerzen verbessern sich teilweise sofort. Wenn die Karte zu früh eingesetzt wird, entsteht hier oft eine drastische Verschlimmerung
- Allergien, wie Heuschnupfen, Tierhaarallergie usw., verschwinden sehr schnell auch ohne Nosoden
- Die Problematik der Reizblase der Frau wird teilweise verbessert
- Bei mehreren Patienten mit Durchschlafstörungen wurden diese schnell beseitigt
- Ekzeme der Haut heilen schneller; lohnender Einsatz also bei Psoriasis, Neurodermitis und Akne

Folgende Medikamente setzte ich zwecks Überschwingen nicht invertiert ein (sie werden einfach in die große SI-Wabe gestellt):

- *Depressionen:* Psychoneuroticum (Fa. Parmacon), Somnuvis S (Fa. Truw)
- *Juckreiz:* Cistus-canadensis-Similiaplex (Fa. Pascoe)
- *Immunschwäche:* Interferon D 6 (Fa. Stauffen-Pharma), Pernaem (Fa. Biosyn), Bioimmun (Fa. Body Products)
- *Neurosen:* Lycopus-Komplex Nr. 170 (Fa. Nestmann)
- *Durchfall:* Croton, Felke-Komplex Nr. 44, Oenothera, Felke-Komplex Nr. 85 (Fa. Mauch)
- *Heuschnupfen:* Streptokokken D 60, Streptomyzin D 60, Hepar sulfur D 12 (Fa. Stauffen-Pharma)
- *Blähungen:* Raphanus N, Felke-Komplex Nr. 91 (Mauch)
- *Zuckersucht:* Argentum nitricum Similiaplex (Pascoe)
- *Leistungsschwäche:* Rimacotox, Felke-Komplex Nr. 116 (Mauch), Infi-China-Injektion (Fa. Infirmarius-Rovit)

Colon-Hydro-Therapie, Bioresonanztherapie und SI-Karte zu kombinieren bedeutet, die Vorteile der Bioresonanztherapie mit jenen der Colon-Hydro-Therape zu verbinden. Gleichzeitig wird durch die Erstellung der SI-Karte, die eigentlich eine Kotnosode ist, die Therapie die ganze Woche über weitergeführt.

Mit der BRT / SI-Karte können während der CHT die Amalgam-, Insektizid- und andere Rückstände aus dem Körper entfernt werden. Dies ergänzt die grobe CHT-Ausleitung in vortrefflicher Weise durch Feinausleitung hochgiftiger, aber winziger Stoffmengen bei gleichzeitiger Therapiefortführung während der ganzen Woche (SI-Karte).

Da die Ausleitungsverfahren jede erfolgreiche Therapie chronischer Krankheiten erst möglich machen, bleibt der Einsatz eines BRT / SI-Geräts für jeden Colontherapeuten ein Muß.

Das BRT/SI-Zusatzgerät kann an jedem Colon-Hydro-Gerät einfach durch den Therapeuten selbst angeschlossen werden.

Wir setzen eine Klammer am Messingteil des Abflusses des Colon-Hydro-Geräts an. Hier wird die Schwingung des alten Kots abgenommen, und durch 1 oder 2 Fußklammern ist der Kontakt zum Patienten hergestellt. Ist das Gerät so angeschlossen, brauchen Sie nur noch die Karte mit dem Magnetstreifen nach vorne rechtzeitig einzustecken, wenn ein Kotschub das Messingteil passiert; damit wird das Zusatzgerät erst aktiviert.

In den modernen Geräten ist heute schon ein Bioresonanzteil eingebaut.

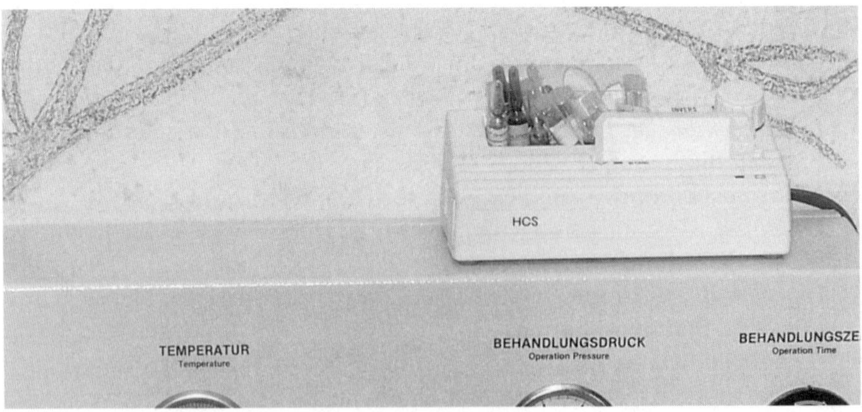

Zusatzgerät mit eingelegter SI-Karte und mehreren Medikamenten

Colon-Hydro-Therapie und Zahnsanierung

Immer wieder bekommen wir von Kollegen Patienten geschickt, die angeblich therapieresistent sind. Die Colon-Hydro-Therapie schlägt bei ihnen nicht an, obwohl die Behandlung ordentlich und lange genug durchgeführt wurde. Was lief hier fehl?

Bei dem BFD-Test (bioelektrischer Funktionstest) stellten wir in den meisten Fällen Immun- bzw. Enzymblockaden diverser Zahnwerkstoffe fest. Es ist einfach ungemein wichtig, den Patienten auf Unverträglichkeiten der Nahrung, Allergien, Pseudoallergien und Zahnwerkstoffe sowie andere Implantate (wie Kunstgelenke aus Titan, Werkstoffe der Herzschrittmacher, Spirale) auszutesten.

Die folgenden Erfahrungswerte wurden 1990–1996 in der eigenen Praxis gesammelt. Es handelt sich um Patienten, die aus dem schulmedizinischen Netzwerk als untherapierbar oder unheilbar herausfielen. Über 200 Zahnwerkstoffe wurden an ihnen getestet; dabei ergab sich folgendes:

- *Amalgamverbindungen:* unverträglich für etwa 60 % aller Patienten; unverträgliche Einzelbestandteile in folgender Reihenfolge: Quecksilber, Blei, Cadmium, Kupfer, Zinn, Nickel
- *Goldverbindungen:* unverträglich für etwa 10 % aller Patienten; unverträgliche Einzelbestandteile in folgender Reihenfolge: 99,9 %iges Reingold, Palladium, Platin (sehr selten)
- *Metallfreie Zementverbindungen:* unverträglich für etwa 1 % aller Patienten
- *Metallfreie Keramikverbindungen:* unverträglich für etwa 1 % aller Patienten
- *Metallfreie Kunststoffverbindungen:* unverträglich für etwa 1 % aller Patienten

Da chronische Metallvergiftungen (Belastung) und Allergien zu einer Immun- bzw. Enzymblockade führen können, bei der Eiweiß-, Fett-, Kohlenhydrat-, Nerven- und Hirnstoffwechsel betroffen sind, ist es notwendig, vor dem Einsatz der CHT die Stoffe auszutesten.

Ein Beispiel: Ende 1996 suchte mich eine 54jährige Patientin auf; ihre Probleme: Augentrockenheit, Trigeminusneuralgien, Aphthen im Mund und chronische Tagesmüdigkeit. Die oberen Backenzähne, je drei rechts und links, waren durch Gold ersetzt worden, unten trug sie Brücken aus Gold.

Nach ihren Aussagen hatte sie sich für etwa 10 000 Euro Gold einsetzen lassen, weil ja Amalgam, das vorher als Füllmaterial verwendet worden war, so »gefährlich« sei. Sie selbst mag keinen Goldschmuck, sondern trägt Silberschmuck.

Der Vegatest ergab folgendes:

1. gute Amalgamverträglichkeit
2. absolute Goldunverträglichkeit, und zwar auf Reingold

Die Konsequenz: Gold entfernen lassen und durch Keramik und andere Nichtmetalle ersetzen. Wenn der Allergologe ebenfalls eine Goldunverträglichkeit feststellen sollte, was allein mit schulmedizinischen Diagnostiken leider selten der Fall ist, bezahlt es die Krankenkasse.

Wir sehen hier, wie wichtig es ist, alle Implantate im Zahn- und Knochenbereich vorher auf Verträglichkeit testen zu lassen, und zwar neben den schulmedizinischen Möglichkeiten auch mit den naturheilkundlichen Testungen, die viel feiner und genauer sind.

Amalgam

Alle Amalgamsorten, ob Non-Gamma-2-Amalgam, Kupfer- oder Silberamalgam, enthalten etwa 50 % flüssiges Quecksilber, etwa 14 % Zinn, etwa 12 % Kupfer, etwa 20 % Silber sowie Blei, Nickel und Kadmium in kleinen Mengen.

0,8 g reines Quecksilber in die Blutbahn gespritzt ist für die meisten Menschen tödlich.

Der Durchschnittsbürger hat etwa sechs Amalgamplomben mit je 0,2–0,5 g Quecksilber in den Zähnen, das entspricht einer Menge von 1,2–3 g Quecksilber. Nur ist dieses Quecksilber chemisch gebunden. Durch Korrosion wird die geschliffene Oberfläche bald aufgerauht, insbesondere, wenn sich noch andere Metalle wie Gold- oder Edelstahlverbindungen (Klammer) im Mund befinden. Der saure Speichel wirkt wie ein Elektrolyt, und das minderwertige Metall, meist Amalgam, löst sich langsam auf.

50 % werden ausgeschieden, der Rest lagert sich im Körper ein, hauptsächlich in Gehirn, Leber und Nieren. Solange Quecksilber, das übelste aller

Zahnmetalle, metallisch gebunden bleibt, ist es ungefährlich, gelöst oxidiert es im Blut und dringt in alle Winkel des Körpers vor. Quecksilberionen können in jede Zelle gelangen, zerstören sie oder bringen sie zum Entarten (Krebs).

Aus der Immunologie wissen wir, daß das Verhältnis von T-Lymphozyten (von der Thymusdrüse gebildet) zu B-Lymphozyten (von den platten Knochen und dem Knochenmark gebildet) beim gesunden Menschen 7 : 3 beträgt, beim Amalgamvergifteten nur noch 5 : 5; das ist eine Immunschwäche.

Langanhaltende Zuführung kleinster Quecksilber-, Blei- und anderer giftiger Metallmengen verursachen eine schleichende Selbstvergiftung (Autointoxikation).

Anfangs entstehen mehr psychische Symptome, wie Unwohlsein, Konzentrationsstörungen, Aggressivität, depressive Phasen, Arbeitsunlust und Weinerlichkeit.

Naturheilkundlich arbeitende Zahnärzte, viele Heilpraktiker und auch manche Universitätsprofessoren finden immer häufiger Zusammenhänge zwischen Amalgambelastungen und folgenden Erkrankungen:

- metallischer Geschmack im Mund
- Herpes im Mund, Aphthen
- Kopfdruck, nicht lokalisierbarer Kopfschmerz
- chronisches Müdigkeitssyndrom (Immunschwäche)
- Schlaflosigkeit
- chronische Mandelentzündung (Tonsillitis)
- chronische Nasennebenhöhlen- und Stirnhöhlenvereiterung (Sinusitis)
- Zitterschrift mit Tremor
- Tinnitus
- Schwindel
- chronische Bronchitis
- Infektanfälligkeit
- diverse Hautprobleme (z. B. Neurodermitis-ähnliche Form, Akne besonders im Kinnbereich)
- vermehrte Nahrungsmittelunverträglichkeiten
- chronische Polyarthritis (Amalgamrheuma)
- Verlust des Geschmacks- und/oder des Geruchssinns

Die einzigen sicheren Untersuchungsmethoden sind die naturheilkundlichen, sie können aber nur eine Ja/Nein-Entscheidung treffen, also nicht unterscheiden zwischen den Vergiftungen, Allergien oder Immunblockaden.

Trotzdem liegt die Trefferquote nach mehrmaligem Testen bei etwa 95 %.

Es eignen sich:

- der EAV-Test (Elektroakupunktur nach Dr. Voll)
- der BFD-Test (bioelektrische Funktionsdiagnose), eine Weiterentwicklung der EAV
- der Vega-Filter-Test, das schnellste und modernste Verfahren
- die Kinesiologie
- alle schulmedizinischen Tests, wie Prick-Test, Rast-Test, DMPS-Test, Kaugummi-Speicheltest, Blutuntersuchungen, Haaranalysen

Wie kann der Praktiker ohne Geräte und Kinesiologie dies feststellen? Mit der Nosode Mercurius comp. (Fa. Pascoe), 10 ml. Man träufelt dem Patienten 5 Tropfen auf die Zunge, kommt es nach 1–3 Tagen zu einer Verschlimmerung, liegt eine akute Vergiftung oder Unverträglichkeit vor.

Im allgemeinen sollte die Ausleitung erst nach erfolgter Zahnsanierung mittels Nosoden oder Bioresonanztherapie erfolgen.

Neuerdings gibt es neben Darmausleitung, Homöopathie und Bioresonanztherapie noch andere Methoden zur Entgiftung. Eines ist DMPS, ein biochemisches schwefelhaltiges Salz, das Quecksilber gut bindet und seit 1993 verschreibungspflichtig ist. Bernsteinsäure (DMSA) eignet sich zur Bindung von Blei und Kadmium und ist in Apotheken rezeptfrei erhältlich.

Als optimal zur Ausleitung der schlimmsten Gifte (Quecksilber, Blei, Cadmium) hat sich die Kombination von Colon-Hydro-Therapie, Bioresonanztherapie mit eigenem Amalgam und die biochemische Therapie erwiesen.

Häufig reicht die Colon-Hydro-Therapie allein schon aus, um Amalgam und andere Rückstände zu entfernen.

Alle Zahnärzte sind verpflichtet, die Zustimmung des Patienten für das zu verwendende Material einzuholen und es in einem Legierungspaß einzutragen. Natürlich verlangen alle Arbeiten mit einem anderen Material als Amalgam eine höhere Arbeitsgenauigkeit und damit auch eine längere Arbeitszeit.

> Also: Überprüfung der Zahnwerkstoffe auf Verträglichkeit, da sonst die Colon-Hydro-Therapie ergebnislos sein kann.

Seminare zur Diagnose, Therapie und Nachsorge der CHT

Bei der Colon-Hydro-Therapie kommt es bei manchen Therapeuten immer wieder, teilweise gehäuft, zu Therapieversagen. Mundpropaganda ist das, was die Patienten in die Praxen kommen läßt oder auch nicht kommen läßt. Ein Mißerfolg spricht sich jedoch 10mal schneller herum als ein Erfolg.

Wenn eine Diagnose nicht exakt ist, therapieren Sie mit der CHT meist erfolglos. Es gibt 1000 Therapien und nur *eine* richtige Diagnose. Stimmt diese nicht, sind *alle* Therapien erfolglos!

Die Durchführung der CHT ist relativ einfach, aber die Diagnostik ist das A und O der erfolgreichen Behandlung.

Deshalb führen wir im späten Frühjahr und Herbst jeweils ein Wochenendseminar durch. Ziel der Seminare ist das Erlernen der Diagnose und die Therapie mit der CHT.

Was wird gezeigt und geübt?

1. Einführung in die Augendiagnostik als Grobdiagnose, unter besonderer Berücksichtigung der CHT, wie toxisch verfärbte HD-Krause, konfigurierte Krause, Allergiegefäße in der Sklera usw.
2. Vega-Test-Filterverfahren wie
   - biologischer Index (in welchem Krankheitsstadium befindet sich der Körper?)
   - Lebensmittelunverträglichkeiten, Allergien, Pseudoallergien inkl. der E-Nummern
   - Rheumatest, Kalk- oder Harnsäureablagerungen
   - Pilz- und Clostridientest, akut oder nur toxisch belastet
   - Dentaltest: Amalgam kann verträglicher sein als Goldlegierungen
   - Organtest: Fehlen Leber- und Pankreasenzyme, liegt eine chronische Gastritis vor?
   - der große Nosodentest: Verträglichkeitsfeststellung von PCP, Lindan, Streptomyzin usw., liegen Impfbelastungen vor oder ein Virusbefall?
   - Medikamententest aus allopathischer und naturheilkundlicher Sicht
   - Homöopathietest usw.

3. Training an drei Colon-Hydro-Geräten mit integriertem Bioresonanz- und SI-System
4. Besondere Fertigkeiten, Anwendungen und Kenntnisse zur Colon-Hydro-Therapie, z. B.: Wie kann ich entlüften? Warum und wo muß ich pumpen?
5. Es werden Vor- und Nachteile diverser Geräte besprochen und teilweise gezeigt
6. Praktische Übungen vervollständigen das Programm
7. Es werden Neuheiten vorgestellt, wie z. B. das Entlüftungsventil
8. Es wird über die richtige Nachsorge sowie Ersatznahrungsstoffe bei Unverträglichkeit und eine langfristige richtige Lebensführung diskutiert.
9. Auch die gesetzlichen Bestimmungen sowie Kostenerstattung werden besprochen

Mit diesen Seminaren sollen Heilpraktiker, Ärzte und interessierte Laien angesprochen werden. Seminarkosten sowie Kosten für Übernachtungen auf Anfrage.

Adresse des Autors

Manfred A. Ullrich
Herbringhauser Straße 12
D-42899 Remscheid

Weshalb so viele Colon-Hydro-Behandlungen?

Wir betrachten heute die Augendiagnose als Grobdiagnose und den BFD-Test (bioelektrische Funktionsdiagnose) als Feindiagnose. Im Auge erkennen wir anhand der Gefäßbildung zum Beispiel die Neigung zu Allergien, in der Feindiagnose die einzelnen Allergene, die zur allergischen Reaktion führen, z. B. Kuhmilch, Weizen, Zitrusfrüchte, Nüsse usw.

Im Auge unterscheiden wir weiterhin grob die Zusammenhänge, wie Gewebsacidose, Immunschwäche, Darmverpilzung, im BFD-Test, welche Pilze krankmachend sind oder ob, wie bei mir selbst vor Jahren, Amalgambestandteile zur Immunschwäche führen.

Sie sehen, liebe Leser, vor der Therapie kommt die richtige Diagnose, vor der Diagnose die Anamnese, die auch die schulmedizinisch ermittelten Werte umfaßt. Sonst bleibt die CHT oft wirkungslos. Die Colon-Hydro-Therapie selbst ist einfach und in wenigen Stunden erlernbar.

Der Therapeut benötigt aber großes Wissen und Erfahrung, um mit Hilfe der Anamnese und der ermittelten richtigen Diagnose (untersuchen und erkennen) die CHT in ein richtiges Gesamtkonzept und in einen Therapieplan einzubinden. Dieser Therapieplan ist auch nur eine Grobplanung und wird immer auf den einzelnen Patienten fein abgestimmt.

Nur die CHT durchzuführen, und das oft nur 6- bis 10mal, führt meist in die Erfolglosigkeit, die weder Therapeuten noch Patienten nutzt und die CHT in Mißkredit bringen können.

Hier möchte ich als Beispiel den Therapieverlauf einer damals 58jährigen Patientin aus G. anführen. Nach eigenen Aussagen litt sie seit über 30 Jahren unter Schuppenflechte. Besonders unangenehm waren die ständig aufgesprungenen Handinnenflächen. Essen zubereiten mit schuppenden, juckenden Handinnenflächen, die manchmal noch bluten, erscheint manchen Menschen schon recht ekelhaft.

Der Kontakt mit Putzmitteln und Wasser verursachte sofort eine erneute Austrocknung der Haut mit starker Rißbildung und extremem Juckreiz. Fäden und Flusen blieben ständig an den Hautschuppen der Innenhand hängen.

Kortisoneinreibungen halfen nur immer für einen Tag, machten aber die Haut immer dünner und faltiger. Die Fingernägel wurden durch langjährige Kortisongabe immer dünner und sind nach Jahren oft so dünn wie Zeitungspapier.

Als sie das erste Mal zur Anamnese und Diagnosefindung sowie der Therapiebesprechung meine Praxis aufsuchte, war sie schon erstaunt, was bei einer naturheilkundlichen Untersuchung alles herauskommt.

1. Unverträglichkeit oder Allergie (Pseudoallergie) auf die Amalgambestandteile Blei und Quecksilber.
2. Unverträglichkeit oder Allergie (Pseudoallergie) auf Kuhmilchprodukte, Hefeprodukte und diverse Zitrusfrüchte.
3. Die psychische Komponente war in Ordnung. Es brauchte keine homöopathische Hochpotenz gegeben werden. Dies ergab sich im Gesprächsverlauf und durch Austestung der homöopathischen Hochpotenzen.
4. Weiterhin zeigte sich im bioelektrischen Funktionstest wie bei allen Psoriasiskranken (Schuppenflechte) ein Nierenproblem, nämlich die Neigung zur Stein- oder Grießbildung. Das entsprechende Medikament wurde ausgetestet.
5. Das Darmmilieu war stark übersäuert (Augendiagnose) (wie auch der gesamte Körper), und die Darmflora war überwuchert mit dem krankmachenden Hefepilz Candida parapsilosis.
6. Es lag keinerlei ererbte Krankheitsneigung vor. In der gesamten Familie gab es keinen zweiten Fall von Schuppenflechte.
7. Seitens der Patientin lag ein verstärktes Süßigkeitsverlangen vor.

Diagnose nach Austestung der Psoriasis-Nosode: Psoriasis ohne Gelenkbeteiligung.

Der Therapieplan wurde grob festgelegt:

Zu 1. Das Entfernen der Amalgamplomben beim naturheilkundlich orientierten Zahnarzt unter den entsprechenden neuesten Sicherheitsvorkehrungen, wie Kofferdam, langsamtourigem Bohrer, Sauerstoff in die Nase führen, starke Absaugung, nicht mehr als zwei Plomben im 2–4-Wochen-Rhythmus entfernen, metallbindende Mundspülungen, Einbau von ausgetesteten, nicht belastenden Werkstoffen usw.

Viele Heilpraktiker haben eine Liste mit den Adressen naturheilkundlich arbeitender Zahnärzte aus dem entsprechenden Einzugsbereich vorliegen.

Zu 2. Unverträglichkeiten oder Allergien und Pseudoallergien auf Kuhmilchprodukte: In diesem Fall lag nach Austesten der Milchzucker-Nosode eine Unverträglichkeit auf Milchzucker vor. Es fehlt das entsprechende Verdauungsenzym. Von der Laktoseintoleranz, wie die Unverträglichkeit auch genannt wird, sind 15–20 % meiner Patienten betroffen. Man kann sich zwar in der Apotheke die Enzymdragees kaufen, doch hat sich gezeigt, daß man tierische Milchprodukte gut ersetzen kann durch pflanzliche Milchprodukte wie Sojamilch, Kokosmilch, Hafermilch oder Reismilch aus dem Reformhaus.

Problematischer ist der Verzicht auf Hefen: keine Bierhefe, Weinhefe, Sekthefe, Brothefe.

Hier muß man den Patienten auch Alternativen aufzeigen. Im Reformhaus und einigen Bäckereien gibt es inzwischen Gebäck und Brot aus Backferment oder Weinsteinsäure als Treibmittel. Auch sind verschiedene Sauerteige ohne Hefezusatz erhältlich.

Die aggressivste Hefe bei Psoriasis scheint mir die Bierhefe zu sein. Bier und Wein, also vergorene Getränke, sollte man meiden, hochprozentige Getränke sind in Maßen erlaubt.

Zu 4. Die ausgetesteten nierenwirksamen Medikamente waren Lithiumcarbonicum-Tropfen (Synergon Nr. 57, Fa. Kattwiga) und Asparagus-Tabletten (Synergon Nr. 58, Fa. Kattwiga).

Zu 5. Bewährt haben sich die Nystatinpräparate Adiclair (Fa. Areypharm) und Bio-fanal (Fa. Dr. Pfleger) aufgrund der besseren Galenik, das heißt der Medikamentenhülle. Es sind deshalb leider auch die teuersten Präparate. Diese Präparate vernichten teilweise, zeitweise und nach der CHT vollständig die pathologischen Pilzstämme (Mykosen) im Verdauungstrakt.

Zu 7. Zusätzlich kann gegen das übermäßige Süßigkeitsverlangen noch Inf-Causal (Fa. Infirmarius-Rovit) oder Argentum nitricum (Fa. Pascoe) gegeben werden.

Soweit das erste grobe Therapieschema bei dieser Patientin in Verbindung mit der CHT.

Wenn man dem Patienten dies so ausführlich und verständlich, mit den entsprechenden Alternativen, erklärt, wird es im allgemeinen auch akzeptiert und eingehalten, ansonsten bringt die CHT *nicht* den erwünschten Erfolg.

Die Feinabstimmung findet im Verlauf der CHT statt und richtet sich individuell nach den auftretenden Problemen der Patienten und dem Therapieverlauf.

In obigem Fall bekam die Patientin zu Anfang 50 Tabletten Biofanal verordnet, 3 mal 2 Tabletten täglich mit viel Wasser.

Synergon Nr. 57 und 58 wurden während der gesamten Therapie eingenommen. Gleichzeitig wurde mit der Zahnsanierung begonnen und mit der CHT die Ausleitung unterstützt.

Während der Akutphase (Verschlimmerungsphase), die nach der 12. Colon-Hydro-Behandlung eintrat, gaben wir Infi-Causal gegen das Süßigkeitsverlangen. Dieses Medikament wurde von der Patientin auch dann, wenn das Süßigkeitsverlangen zu groß wurde, eingenommen. 4mal, jeweils nach Akutphasen, wurden 50 Tabletten Biofanal verordnet.

Nach der Zahnsanierung wurde zusätzlich Mercurius sol. comp. (Fa. Pascoe) 8 Wochen lang eingenommen, bis Amalgam im Test nicht mehr anschlug.

Die Patientin ist 72mal mit der CHT und den Begleittherapien behandelt worden und heute absolut frei von Hauterkrankungen. Keine Stelle am Körper oder an den Handinnenflächen ist gerötet oder trocken.

Es braucht nicht mehr gecremt zu werden. Vorsichtshalber wurde die Dünn- und Dickdarmflora, also die Mikroökologie des Darms, aufgebaut mit Paidoflor (Fa. Ardeypharm), Lacto-Bact (Fa. Omni-FOS), Colibiogen (Fa. Laves) und Mutaflor, 100 mg, 2mal täglich (Fa. Ardeypharm).

Letzteres muß nicht immer durchgeführt werden. In diesem Falle erschien mir das durch die lange Behandlurg und den zähen Verlauf ratsam.

Die Patientin hat sich an ein Leben ohne Kuhmilch und wenig Hefen gewöhnt. Sie hat auch noch etwas Angst, daß die Schuppenflechte wieder auftritt.

Nie hatte sie erwartet, in ihrem Alter noch einmal richtig gesund und beschwerdefrei zu werden. Glücklicherweise war ihr Mann von der Logik des Therapieplans überzeugt und unterstützte sie, wo er nur konnte, obwohl einige Bekannte sehr skeptisch waren.

Sicher, die Therapie ist teuer, aber billiger und dauerhafter als zwei Aufenthalte am Toten Meer.

Jetzt arbeitet das Darmimmunsystem wieder optimal, und der Bauch bläht nicht mehr. Die Lebensqualität und das positive Lebensgefühl sowie ihre Leistungsfähigkeit sind drastisch verbessert worden. Die frühere Tagesmüdigkeit ist verschwunden.

Noch einmal: Die CHT ist meistens nur in Verbindung mit den Begleittherapien erfolgreich und dauerhaft.

Die Therapiedauer kann man nicht festlegen, sondern sie ist individuell verschieden. Sie ist aus der Erfahrung heraus nur grob abzuschätzen.

Die CHT und deren Begleittherapien sind eine Ganzheitstherapie, sie verändert den gesamten Körper und die Psyche und verbessert beides so, wie es auch von Natur aus sein sollte.

Es ist eine einzigartige Form der inneren Säuberung und Gesundheit.

Als Anfang der 60er Jahre die bemannte Raumfahrt begann, hatte die NASA diese »Toilette« für die Astronauten in Auftrag gegeben und entwickeln lassen. Damals wurden die Ausscheidungen gefiltert und wieder als Brauchwasser zurückgeführt. Heute werden sie natürlich ins Abwassersystem abgeführt und ständig mit Frischwasser gespült. Wer hätte damals aber daran gedacht, daß dieses Gerät eine Revolution in der Medizin würde und eine neue Ära in der Behandlung chronischer Krankheiten einleiten könnte.

Vermehrt wird von Medizinern nun das Augenmerk auf die »Ökologie des Darms« und die damit verbundene »Immunologie« gerichtet. Von den unerwarteten Erfolgen beeindruckt, führen inzwischen auch viele Mediziner und einige Krankenhäuser die CHT durch.

Die Front der Gegner weicht immer weiter auf und macht der Vernunft Platz.

Notizen

Notizen

Notizen

Anhang

Literaturverzeichnis

Angerer, Josef: *Ophthalmotrope Phänomenologie,* Band 4 »Das Iris-System«, Marcell-Verlag, München.

Bach, H.-D.: *Äußere Kennzeichen innerer Krankheit,* Ritter-Verlag, Tutzing.

Buchinger, Otto, Dr. med., und Dr. med. Andreas Buchinger: *Das heilende Fasten. So stärken Sie Ihr Wohlbefinden durch die Buchinger-Fastenkur,* 15. Auflage, Jopp/Oesch Verlag, Zürich.

Faller, Adolf: *Der Körper des Menschen,* Georg-Thieme-Verlag, Stuttgart.

Glaesel, Karl O.: *Heilung ohne Wunder und Nebenwirkungen – Gesundheit biologisch gesteuert,* Labor Glaesel Verlag, Konstanz.

Hosch, Harald: *Gesund durch Entsäuerung – Das Säure-Basen-Gleichgewicht wiederherstellen und erhalten,* 21. Auflage Jopp/Oesch Verlag, Zürich.

Juchheim, Jürgen K., und Jutta Poschert: *Immun, das Ernährungsprogramm zur Stärkung des Immunsystems,* BLV Verlagsgesellschaft mbH, München.

Leibold, Gerhard: *Nie mehr verstopft. Gesunder Magen, aktiver Darm – ohne Roßkur und Tabletten,* Jopp/Oesch Verlag, Zürich.

Mohr, Paul: *Gesund durch Nahrungsergänzungsmittel.* So wirkt die orthomolekulare Medizin. Jopp/Oesch Verlag, Zürich.

Reckeweg, Hans-Heinrich: Ho*motoxikologie – Ganzheitsschau einer Synthese der Medizin,* Aurelia-Verlag, Baden-Baden.

Sander, Friedrich: *Der Säure-Basenhaushalt des menschlichen Organismus,* Hippokrates Verlag, Stuttgart.

Schuitemaker, G. E.: *Orthomolekulare Ernährungsstoffe,* Verlag für Orthomol. Medizin, Freiburg.

Wendt, Lothar: *Gesund werden durch Abbau von Eiweißüberschüssen,* Schnitzer-Verlag, St. Georgen.

Wirth, Wolfgang, und Christian Gloxhuber: *Toxikologie,* Georg-Thieme-Verlag, Stuttgart.

Worlitscheck, Michael: *Praxis des Säure-Basenhaushaltes, Grundlagen und Therapie,* Karl F. Haug Verlag, Heidelberg.

Glossar

Acidose (Azidose): auf einem Überschuß sauer reagierender Stoffe im Blut beruhendes Krankheitsbild.
Akne: Finnenausschlag der Haut.
Alkalose: pH-Wert der extrazellulären Flüssigkeit über 7,41.
Amenorrhö: Ausbleiben der monatlichen Regelblutung.
Appendix: lymphatisches Organ, wurmartiger Fortsatz des Blinddarms.
Arthrose: degenerative Gelenkerkrankung.
Autointoxikation: Selbstvergiftung, z. B. mit Darmgiften.
Autonosoden: Nosoden, die aus körpereigenen Giften hergestellt werden.
Basen: Laugen.
Bioelektrische Funktionsdiagnose (BFD): Weiterentwicklung der Elektroakupunktur von Voll.
Bioresonanztherapie: Therapie mit feinsten Schwingungen.
Chiropraktik: manuelle Behandlung von Gelenken und Wirbelsäule.
Colitis ulcerosa: schwerwiegende Entzündung des Dickdarms mit Eiter und Geschwürbildung.
Colon-Hydro-Therapie (CHT): Darm-Wasser-Behandlung.
Computertomographie (CT): Schichtröntgenaufnahme.
Darmflora: Darmbakterien in der Gesamtheit.
Darmstenosen: Verhärtungen der Darmwand und dadurch bedingte Verengung.
Diffusion: Hindurchfließen.
Dysbakterie: Störung im normalen Bakterienhaushalt des Darms.
Dysbiose: gestörtes Zusammenspiel zwischen Mensch und Mikroorganismen.
Eigenbluttherapie: Umstimmungs- oder Reizkörpertherapie mittels patienteneigenem Blut und Zusatzstoffen.
exkretorische Pankreasfunktion: enzymproduzierender Teil der Bauchspeicheldrüse in der 1. Hälfte der Drüse.
Homöopathie: von Samuel Hahnemann erkannte Therapie: Heilung einer Krankheit durch eine ähnliche Symptomatik verursachendes Medikament.
Hyperurikämie: krankhafte Vermehrung der Harnsäure im Blut.
Immunglobuline: Eiweiße, die Antikörpereigenschaften besitzen.
inkretorische Pankreasfunktion: hormonproduzierender Teil der Bauchspeicheldrüse in der 2. Hälfte der Drüse.

Interferon: Eiweiß, das der Virusabwehr dient.

Komplexmittel: ein Medikament mit mehreren Einzelbestandteilen.

Kontraindikation: Gegenanzeigen.

Kortikoide: in der Nebennierenrinde produzierte Hormone.

laxierend: abführend.

Lokalacidose: Übersäuerung eines Organs oder Zellkomplexes.

Lupus erythematodes: schwere, prognostisch ungünstige Erkrankung des Gefäßbindegewebes.

Lymphknoten: in der Strombahn der Lymphgefäße liegende, etwa erbsengroße Organe, die körperfremde Stoffe filtern.

Mesenchym: Bindegewebe aus Stützgeweben, Muskelgewebe, Herzmuskel usw.

Migräne: anfallartig auftretende halbseitige Kopfschmerzen, die tagelang anhalten, auch Hemikranie genannt.

Mikrolith: Mineralsalzsteinchen.

Milieu, inneres: Aufrechterhaltung des Körpers durch Regelsysteme.

Morbus Bechterew: chronisch entzündliche Erkrankung der Gelenke, meist der Wirbelsäule, mit Kalzifikation.

Morbus Crohn: Ileitis terminalis, chronische Entzündung meist im Bereich der letzten Schlinge des Dünndarms oder des beginnenden Dickdarms.

multiple Sklerose: chronische Entzündung im zentralen Nervensystem mit Myelinscheidenzerfall.

Mykosen: Pilzkulturen.

Myogelosen: schmerzhafte Knötchen und Verhärtungen in der Muskulatur; es sind Schmutzdepots.

Nosoden: homöopathisierte Arzneimittel aus krankhaftem Körpermaterial oder Medikamenten.

Nutritionszone: in der Augendiagnostik Zone des Verdauungstrakts um die Pupille herum.

Pankreas: Bauchspeicheldrüse.

Peristaltik: wurmartige Bewegung des Darms in einer bestimmten Richtung.

Peyer-Plaques: flächenhafte Anordnung von Lymphknoten in Dünn- und Dickdarm.

Polyarthritis, chronische: Entzündung zahlreicher Gelenke.

Propionibakterien: Darmbakterien.

Psychotherapie: Behandlung der Seele.

Pylorus (Pförtner): Einmündung des Magens in den Zwölffingerdarm.

Refluxgastritis: Rückfluß gallehaltigen Magensafts vom Dünndarm in den Magen.

Roemheld-Syndrom: Verschiebung des Herzens nach oben durch Zwerchfellhochstand.

Sigmoidum: S-förmiger Teil zwischen Mastdarm und Colon descendens.

Sklera: Lederhaut des Auges (Augenweiß).

SOT (Singulett-Sauerstoff-Therapie): Behandlung mit hochaktivem Sauerstoff.

Symbiose: Zusammenspiel von gesunder Mikroflora und Mensch.

Toxine: Gifte.

Transaminasen: Enzyme, die eine Substanz auf eine andere übertragen.

zentrale Heterochromie: farbliche Veränderung der Iris um die Pupille herum.

Nützliche Adressen

Deutschland

Bundesverband der Colon-Hydro-Therapeuten e. V.
Herbringhauser Straße 12
42859 Remscheid-Lüttringhausen

Präsident	HP Manfred A. Ullrich
Telefon/Telefax	02191/508 46
Internetadresse	**www.bcht.de**

Österreich/Schweiz

www.alternativmed.at

www.gesund.ch
Stichwort: Colon-Hydro-Therapie

Viele Heilpraxen, Kurhäuser und Kliniken pflegen heute die Alternativmedizin und bieten oft auch die CHT an.

Register